腸道·腸道菌與人體免疫

餵飽你的腸道菌，
就能提高免疫力改善身心健康

The Gut-Immune Connection

How Understanding the Connection Between Food and Immunity Can Help Us Regain Our Health

Emeran Mayer, MD
艾莫隆·邁爾

周倩如——譯

免責聲明：

本書中包含有關醫療保健的建議和訊息是用於補充，而不是取代您的醫生或其他專業的健康建議。如果您知道或懷疑自己有健康問題，建議您在開始任何醫療計劃或治療之前，尋求您醫生的建議。

本書出版時已盡一切努力確保所含訊息的準確性。對因應用這些方法而可能發生的任何醫療結果，出版社和作者不承擔任何責任。

獻給教我腸道健康重要性的病患們

獻給許多喜愛《腸道・大腦・腸道菌》的讀者

是你們激勵我寫下這本書

獻給總是不斷鼓勵我的米諾

前言

在上一本《腸道・大腦・腸道菌》書中，我詳述了大腦和住在腸道裡數以兆計的微生物之間的溝通，如何深深影響我們的大腦、腸道和健康。那是身為腸胃專科醫師的我，在病患身上研究腸腦互動三十個年頭後得出的看法。

但在過去五年，研究領域的世界（以及現實世界）出現巨大的變化：儘管微生物體學仍持續迅速成長，許多人體實驗也證實了早期臨床前的研究結果，但在美國和世界各地仍有愈來愈多的人口罹患肥胖症和代謝異常疾病，這不僅涉及大腦，也與身體其他器官的健康相關。於此同時，在我寫這本書時，全球正陷入一場傳染病大流行，一種看不見的微生物成為關注焦點，並讓社會許多環節的運作赫然停止，殘酷示範了微生物的足智多謀和無窮威力。

儘管長期以來，我一直是以整體觀點看待生活，但我的科學生涯最終還是繞了一大圈，帶我從本來專注在腸腦溝通的生物學研究，回到另一種觀點，即人類的健康其實跟環境健康和微生物健康息息相關，而飲食在這三者之間扮演了關鍵的角色。為了明白其複雜性，並找出我們現階段這場危機的解套方法，需要以生態學的角度，對食物、健康和環境有一套系統性的見解。我們的體內時時刻刻在「對話」，而這場對話又被我們的想法、情緒、生活方式和吃下肚的食物影響；這些因素交互作用，出現大腦影響腸道菌、而腸道菌再將訊息反饋給大腦和全身的循環過程。

這套系統倘若溝通失靈，伴隨而來的是居住在我們腸胃裡的數百萬個免疫細胞，也就是所謂的「腸道免疫系統」失調，進而導致免疫系統長期的不當參與。長期觸發這種免疫反應的情況不僅會增加腸漏症的風險，甚至會擴及全身，導致容易罹患一些慢性疾病——包括肥胖症和代謝症候群、糖尿病和心血管疾病，以及帕金森氏症、泛自閉症障礙、憂鬱症，並加速智能退化，最終演變成阿茲海默症。就目前的全球流行病我們所學到的是，貧弱的腸道免疫系統也會使我們更容易罹患如新冠肺炎這類的流行病，並增加重症的風險。

過去十年間，這些疾病的流行率急劇攀升——全與腸腦互動改變有關，如今已經達到公共衛生危機的層級。這些戲劇性的數字不僅闡明了問題牽涉的範圍極廣，也指出這些慢性病之間大多互有關聯。儘管在相關製藥工業的協助下，我們的醫療體系有辦法遏阻這些疾病的死亡率攀升，甚至降低某些疾病的死亡率，但整體患病率仍在年輕族群和全球眾多的發展中國家之間持續增長。

網絡科學和系統生物學（systems biology）的概念在這時就變得很重要。此一基本概念成了理解生態互動的關鍵，小至分子基因網絡和微生物網絡，大到地球上所有自然生態系統的大規模互動。這套乍聽之下似乎是深奧難解的理論，在現實生活中卻變成了人類全面理解健康和疾病議題的重要科學方法。拿我們所吃的植物和其生長的土壤之間的溝通為例——順道一提，土壤自身含有豐富的微生物。住在土壤裡的微生物與植物的根系相互影響，為生長提供必要的微量元素和土壤有機質。居住在我們腸壁內的免疫、內分泌及神經細胞和腸道菌叢之間的溝通，與土壤微生物和植物根系的互動也十分類似，有些甚至使用了相同的訊息傳遞分子（signaling molecules）。網絡科學幫助我們理解土壤微生物和植物之間的互動，也幫助我們理解食物和腸道菌與身體之間的互動。

除了不良的飲食習慣，慢性壓力和負面情緒也同樣會對腸腦菌網絡產生影響，所以人在焦慮和壓力大的時候容易攝取不健康的食物。情緒與食物兩者似乎並無關聯，卻經常互相加強。這是因為負責調節壓力的腸道所產生的訊息傳遞分子（特別是低度的免疫反應和許多神經傳導物質）反饋給大腦後，會進一步強化已變質的腸腦互動。事實上，這種涉及腸道菌相、其代謝物和腸道裡相關免疫反應的循環互動，如今已知道在一些慢性腦部疾病扮演了關鍵的角色，尤其是憂鬱症、泛自閉症障礙、帕金森氏症和阿茲海默症。

因此，為了理解且最終能克服眼前的健康問題——包含非傳染型慢性疾病和危及生命的流行傳染病，我們不能只是徒勞無功地繼續嘗試更多新藥或新的飲食法。為了讓免疫系統能恢復正常功能——保護我們免於病原體入侵、增強我們的抗壓韌性，而非反過來攻擊我們，我們必須利用系統生物學的概念，把生活的所有面向和我們與環境的互動納入考量。

改變飲食習慣，是重新讓食物和我們的腸道菌相及免疫系統之間能夠健康互動至關重要的第一步。愈來愈多的科學證據指出，各種以植物為主的飲食不僅能讓腸道、大腦和身體更健康，其實也正是這類飲食在促進身體的健康。雖然這些證據主要是針對憂鬱症、認知退化、神經退化性疾病和泛自閉症障礙等疾病所做的研究，但同樣也能應用在許多其他疾病上，比如冠狀動脈疾病、脂肪肝和腸道發炎。

在《腸道・腸道菌與人體免疫》這本書中，我提出一套完全不同的方法，從我們吃的「食物」和我們吃的「時間」，來決定什麼對我們的健康有益。首先，與其糾結是否吃下足夠的營養素，我建議讀者把重點放在我們吃的食物能否維持腸道裡數以兆計的微生物健康強壯，並擁有豐富的多樣性——因為這是西方飲食所嚴重欠缺的，大多數風靡一時的減重飲食也不把此概念當一回事。這套飲食變化，意味著我們必須捨棄空有卡路里和化學製品、但缺乏纖維的大型加工食品；相反的，我們必須大幅增加供給微生物需要的食物。這類食物不易在小腸中被吸收（因此提供的卡路里較少），反而需要腸道菌的代謝機制，把它分解成好吸收、並能促進健康的小分子。這些食物能讓腸道菌豐富且多樣化，而且它們還提供了種類繁多的纖維和成千上萬種所謂的多酚（polyphenols），其中大部分都能在我們的腸道裡轉換成有益健康、抗發炎的訊息傳遞分子，最終經過吸收跟著血液傳送至全身。

除了從根本改變「我們所吃的東西」，近年的科學證據也顯示，限制我們吃東西的時間——所謂的限時飲食法（time-restricted eating）——對於腸道菌相與腸道和免疫系統的互動有額外的益處，進而可以改善我們的代謝健康。為了遏止日益增長的公共衛生危機，至關重要的第一步就是抑制慢性病和傳染性疾病，但方法不是透過一大堆藥物，而是利用食物中的天然治癒力，有效加強我們的腸道免疫系統。要達到這一點，最好的方法是重新思考我們所吃的食物，以及食物與體內腸道菌相的關係，還有種植期間與土壤微生物之間的關聯。我們必須明白，微生物之間的交互作用不僅僅存在於人類和他們攝取的食物之間，也存在於農場動物和其生長的環境，以及植物和土壤之間。過去七十五年來，我們大幅改變了這顆行星的生態網絡，如今正付出極大的代價，尤其是目前的疾病醫療體系。愈來愈多的科學證據顯示，我們的健康與我們吃的東西及生產食物的方法密切相關，還有這些行為對地球和彼此之間的影響。

許多知名科學家和研究機構指出，即使我們尚未充分理解腸道菌的世界和每種疾病的分子基礎，但我們仍有可能減緩或甚至反轉在美國和世界各地逐步上升的疾病。我們必須阻止現今的糧食系統對地球健康造成的危害，同時採取新的辦法，以改善腸道及腸道菌健康為基礎，進而讓免疫系統恢復其正常的維護健康的功能。人類毫無疑問將會克服當前的疫情，然而絕對不可能有一支疫苗能夠預防並治療那些遍及全世界的慢性病。情況已經刻不容緩；我們應視此為敲醒全球的警鐘和扭轉局勢的明確計畫。

目次

第1章　美國沉默的公共衛生危機

我於七〇年代就讀醫學院的時候，對醫學領域的進展大致上抱持著樂觀的態度。我所學習的諸多疾病都接連發展出有效的治療方法，許多前途光明的新式介入治療也即將問世——比如冠狀動脈繞道手術。雖然有許多疾病在當時仍是棘手的謎團，例如消化性潰瘍、胃食道逆流、發炎性腸道症和各種形式的癌症，但醫界仍然充滿希望，認為根除這些疾病不過是遲早的問題。很可惜地，五十年前的榮景已經變成一團矛盾的結。如果我們要重振旗鼓，重新走上一條通往永續健康和長壽的道路，就非得解開這團結。

的確，縱觀人類的歷史，現代人活得比任何時期都來得長久。在美國和多數的已開發國家，過去一百年來的平均壽命已經延長了將近三十年。[1]然而，這非凡的進步伴隨著極大的代價：我們也比以往任何時期還要體弱多病。過去七十五年來，一連串嚴重、看似毫無關聯的慢性疾病——心血管疾病、糖尿病、代謝症候群、自體免疫疾病、癌症、慢性肝病，以及諸如憂鬱症、泛自閉症障礙、阿茲海默症和帕金森氏症等腦部疾病——都正在逐步增加中，有些速度甚至快得令人咋舌。儘管活得更久，許多人卻是帶病度日，造成前所未有的公共衛生危機。不幸的是，這場危機不成比例地影響到弱勢族群和社經地位較低的人口。

然而，這項事實卻被美國醫療體系對這些疾病投以大量金錢，以試圖遏止它們所帶來的衝擊給掩蓋了。美國醫療衛生事業的國內生產總值（GDP）從六〇年代的五％躍升至二〇一九年的一七・八％——共三・八億美元。未來幾年，這個數字預計還會更高。[2]

當然，造成這些突然暴漲的醫療費用的因素有很多，包括相關醫療產業和製藥產業的迅速成長。比方說，現代美國人花在處方藥上的費用是六十年前的十倍。[3]診斷測試、健康檢查和外科手術的費用同樣愈來愈高。然而，美國醫療開支之所以如野火般增長，很大程度是因為慢性病日益盛行的緣故。加上醫療機構竭盡所能地阻止病患死亡，用專業的說法就是「保持低死亡率」。

「我們現今的經濟體制有一個行業靠著延續生命讓人不死的方式賺錢。」加州大學歐文分校薩穆利綜合健康計畫（Samueli Integrative Health Programs）執行長，也是我同事兼好友的韋恩・喬納斯醫師（Wayne Jonas）一針見血地總結了這個情況。過去五十年間，人類平均壽命大幅提升的成就，讓人忘了我們為這場勝利付出了無法估算的代價，連全球數一數二富裕的國家也不例外。雖然我們可能不如以往容易死於慢性病，但有很大比例的人口卻無法以健康有活力的姿態度過老年生活。在這過程中，我們甚至可能讓自己破產。

這些數據肯定讓你想問，我們是如何走到這一步的？我將在接下來的章節一一闡明，如今我們許多的疾病和苦難，正是過去七十五年來生活型態劇烈變化所造成的。雖然導致健康惡化的因素眾多——例如運動量減少、帶著愈來愈大的壓力入睡，以及暴露在一長串化學物質和環境毒物的環境中——但最具影響力的改變，在於我們的食物供應鏈和我們的飲食。

現代工業化農業的興盛，大幅改變我們生產糧食的方法，以及我們吃的東西和飲食習慣。[4]隨著家庭經營的小型農場逐漸被工業化經營的農業給取代，糧食的生產方式也愈來愈不達標。工業化農業把農場當成工廠來經營，有殺蟲劑、飼料、化肥和燃料等的「投入成本」，和玉米、大豆及肉類等形式的「產出收益」。這些公司的主要目標，是透過嚴格降低生產成本和提高產量來增加利潤。雖然在這樣的體制下，食物變得更便宜也更充足，但犧牲的卻是食物的品質——並連帶傷害了社會大眾的健康（和環境）。

這種全新的飲食轉變，以無數種方式影響了我們的健康，以不可逆的方式改變了住在我們腸道裡數以兆計的微生物——一般稱之為腸道菌叢——造成許多器官和身體機能的慢性失調，尤其是免疫系統，因為腸道內有七成的免疫細胞。雖然糖尿病、阿茲海默症與癌症之間看似毫無關聯，症狀也大相逕庭，但這些疾病之所以在差不多的時間同時激增，有一個

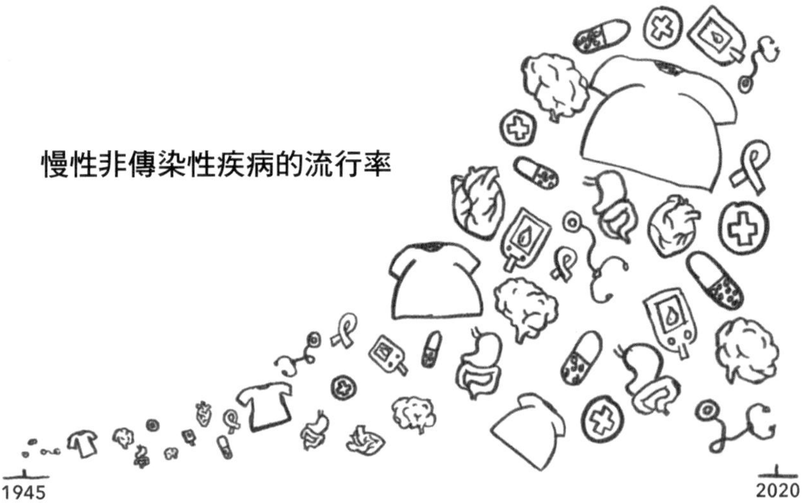

關鍵的共同因素。我在下一章將深入談到，由於飲食習慣改變，腸道菌和腸道之間逐漸出現不協調——腸道菌迅速地適應了飲食的改變，然而腸道對於處理這些因飲食而導致的菌叢變化，反應能力卻慢得多。我堅信就是這種日益嚴重的失去協調，破壞了免疫系統的正常功能，改變了我們的大腦—身體網絡（brain-body network），使得各式各樣的慢性病如春筍般冒出。

誠然在二十世紀前半葉，傳染性和非傳染性疾病的整體死亡率迅速降低，但過去七十年來，非傳染性疾病的普及率卻在此時出現逆轉，急遽上升。

相較之下，多數傳染性疾病——例如肺結核、A型肝炎、麻疹和腮腺炎——則在同一時期持續大幅下降。「流行病學轉變理論」（theory of epidemiological transition）將此轉變歸因於瘟疫和饑荒的減少，賦予人類更長的壽命，讓退化性疾病有時間發生。在傳染性疾病穩定下降的這段過程中，曾經有幾種疾病獨立爆發過，譬如愛滋病、肺結核、伊波拉病毒、流感、SARS、MERS和最近肆虐的新冠肺炎。但這些並沒有改變整體發展的趨勢：現今，傳染性疾病僅占全球疾病負擔（GBD）的四・二％，慢性病則占了八十一％。此外，非傳染性疾病如今更占了全球死亡率的七十％以上。[5]更糟的是，慢性病和流行傳染病經常會互相加強；我們現在知道，慢性病讓我們對某些傳染病更沒有抵抗力。比方說，新冠肺炎不成比例地襲擊了那些患有慢性病的人，包括肥胖症、糖尿病和代謝症候群的患者。不良飲食和低社經地位的問題相互影響，成為此趨勢的主要因素。這場二〇二〇年的全球流行病不僅是一場災難，也凸顯了慢性病的真正代價和公共衛生的不平等。

幸好，我們有辦法逆轉這場局勢。

但首先很重要的是，我們必須深入了解我們的健康主要受到近年來腸道菌改變的影響。在眾多與飲食和腸道菌相關的慢性病當中，我將聚焦在對目前醫療危機影響最為嚴重的三種疾病上：一、過敏和自體免疫疾病；二、肥胖症和代謝症候群（包括其可能引發的後果，如糖尿病、癌症、心血管疾病和肝病）；三、腦部疾病。

過敏和自體免疫疾病

有一篇經常被引用的探討與過敏相關疾病的文章，改變了我們對非傳染性慢性病的看法。文章於二〇〇二年發表在《新英格蘭醫學雜誌》（*New England Journal of Medicine*）上，作者是醫學及科學博士尚馮索・巴赫（Jean-François Bach）。內容提到過敏和自體免疫等慢性病，在過去七十年有上升的趨勢。[6]文章發表後，愈來愈多的研究也提出證據支持了此一觀察。例如，一項發表在《北歐腸胃病學雜誌》（*Scandinavian Journal of Gastroenterology*）上的研究指出，從一九五〇到一九九〇年，一種稱作克隆氏症（Crohn's disease）的自體免疫疾病在北歐的發病率增加了三倍以上。[7]另外一項由瑞典哥特堡大學（University of Gothenburg）的研究人員所做的研究顯示，一九七九至一九九一年的十二年間，瑞典患有氣喘、花粉熱和濕疹的學童翻了一倍。[8]德國哥廷根大學（Göttingen University）的研究人員進一步證實了這一點。他們觀察下薩克森州南部的人口，發現從一九六九到一九八六年，同樣是一種自體免疫疾病的多發性硬化症，在不到二十年的時間裡增加了一倍。[9]

學界提出了許多相關假說——衛生假說（hygiene hypothesis）、老朋友假說（old friends hypothesis）和微生物相消失理論（disappearing microbiota theories）——來解釋最近過敏和自體免疫疾病急遽攀升的原因。[10]這些理論一致認為環境因素對此轉變具有重要作用——像是早年不當或過度使用抗生素、農耕時使用愈來愈多農藥和化肥，以及愈來愈多孩子在都市長大沒機會接觸土壤、動物和大自然。舉例來說，衛生假說認為我們身處一個愈來愈乾淨的世界，嬰幼兒愈來愈少接觸到自然環境的細菌和微生物，導致免疫系統沒有受過適當訓練來保護身體免於威脅。最後，我們的免疫系統失去分辨物質好壞的能力，例如花粉、堅果或病原體、病毒。由於缺乏辨別力，免疫系統要麼不合理地攻擊自己的身體細胞，引發自體免疫疾病，要麼誤敲警鐘，導致過敏反應。

這些研究在一定程度上的確證實了其中一些理論。然而，多數研究主要聚焦在找出那些出現功能失常而引發過敏和自體免疫疾病的特定基因。但事實證明，研究人員沒有找到哪個重大慢性病的起因是由於某個基因所致。反之，研究人員卻找到愈來愈多所謂的脆弱性基因（vulnerability genes）和被改變的基因網絡，這顯示人類天生或多或少容易受到逐漸改變的環境觸發因子所影響。因為我們的基因在過去七十年裡並沒有改變（演化的速度沒那麼快），所以我們幾乎可以肯定，慢性病之所以突然暴增，要歸咎於環境和生活方式的改變。

儘管我們第一次注意到這類疾病的攀升是在五十多年前，但至今卻仍在與它們奮鬥。我們發展出許多更有效（也更昂貴）的療法，卻沒有簡單的治癒解方。只要看看有愈來愈多的電視廣告在推銷一大堆針對抑制免疫系統過度活躍的強效新藥（一連串非常嚴重的副作用會在背景聲音輕聲陳述）——就大概能理解問題的嚴重性。許多廣告把產品稱作「生物製藥」（biological drugs或biologics），因為它們是從生物體或含有生物體成分所製造出來的；想想Humira、Remicade和Rituxan吧，這是用來治療如腸道發炎、類風濕性關節炎和牛皮癬等自體免疫疾病的藥物。這些藥物抑制了細胞激素（cytokines）這類訊息傳遞分子，這種分子會引發體內的慢性發炎和疼痛。雖然成千上萬的病患為此暫時獲得巨大緩解，卻未能減緩這些疾病與日俱增的普及率。

與此同時，這些治療為製藥產業創造了數十億美元的收入來源。這是因為生物製藥的平均成本是傳統藥物的二十二倍。[11]用於發炎性腸道症和克隆氏症等疾病的Remicade，一年的治療費用約為五萬美元。[12]另外，這類治療對病患的實際效果在於減緩惱人的症狀，而非找出引發這些症狀的免疫系統異常根本原因，並根治它。

這項缺失反映出當今自體免疫疾病發病率急劇上升的原因。美國自體免疫相關疾病協會（The American Autoimmune Related Disease Association，簡稱AARDA）估計目前約有五千萬名美國人患有自體免疫疾病——包括多發性硬化症、類風濕性關節炎、腸道發炎和第一型糖尿病，類型超過一百種——這導致這類疾病變得比癌症更普遍。[13]

然而，與癌症不同的是，對導致這類疾病持續增加的原因，我們並沒有一致的理解。事實上，人們不僅對疾病的來源感到困惑，甚至根本不太清楚這些疾病究竟是什麼。儘管許多人的生活品質因此受到影響，這類病患在電視廣告上的能見度也相當高，但有八十五%的美國人卻連一種自體免疫疾病的名稱都說不出來。我敢說，肯定也有相當比例的人不完全理解這些疾病在體內是如何表現的，或是我們如何才能降低罹患這類疾病的風險。[14]

肥胖症和代謝症候群

肥胖症同樣在我們當前的流行病中扮演了關鍵角色，導致全球疾病激增。一九六〇年代，當過重和肥胖人口開始緩慢攀升時，醫療體系幾乎沒有注意到這個情況。五十年後，等問題總算獲得關注，卻被視為只是弱勢族群和南方窮人的問題，這揭露了當今醫療體系依舊不幸存在的種族偏見和經濟偏差。

體重問題至此激增：從一九八〇到二〇一三年為止，全球過重和肥胖人口從八・五七億增加到二十一億。[15]肥胖症無疑對全人類造成危害，也對大眾健康造成前所未有的挑戰。根據美國國家健康與營養調查研究資料庫（National Health and Nutrition Examination Survey）收集的數據顯示，現今每三個成人和每六個孩童就有一個有肥胖的問題。[16]在我的臨床工作上，以及整年在美國各地參加醫學會議和科學會議時，都親眼目睹了肥胖症有愈來愈流行的趨勢。作為一名醫師，每當在機場或在飯店排隊享用自助早餐時，看見有太多人的體重高於正常值，總深憂不已。

儘管我們針對這個問題投入了大量資源進行研究，進展卻是微乎其微，找不出為什麼過去五十年來有愈來愈多人受此困擾。更糟的是，目前長期有效的那些治療方法，對我們的消化系統產生不可挽回的嚴重後果。例如，一種方法進行切除上胃來限制食量的減重手術。還有另一種減重手術是把胃重塑成一顆雞蛋大小，直接連接小腸；還有一種袖狀胃切除手術（sleeve gastrectomy），它會移除百分之八十的胃，留下如香蕉般形狀和大小的胃。另一種則是在胃裡裝進一個填滿食鹽水的矽膠球囊。還有一種極端的減重手術，是裝入一個胃造瘻（技術用語稱為「渴望輔助裝置」）讓人進食，然後再透過人工造口把胃裡的東西清空丟至垃圾袋中。

這些手術不僅顯示我們為了戰勝肥胖症採取多極端的醫療措施，同時也讓我們知道，儘管只是把胃縮小讓人沒辦法吃進太多食物這種看似直接的做法，其對人的影響也比想像中複雜許多。如此激烈的手術介入，對人體會產生各式各樣的結果，不只是改變胃的大小和形狀，也會影響食欲調節激素釋放到血液、再抵達大腦的方式。這些手術改變了腸道菌的組

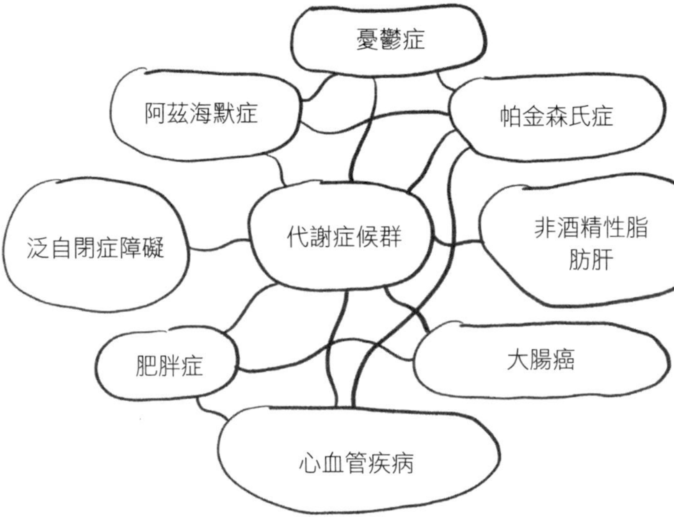

成，最終改變了腸道傳送到大腦和身體的訊號，連喜歡的食物也可能突然改變。換句話說，甚至體重還沒開始減輕，包括荷爾蒙、代謝、內分泌等的身體機能，就已不可避免地產生變化。

此外，許多過重和肥胖的美國人也有代謝健康的問題。這項診斷是一連串條件的組合，包括身體質量指數（BMI）升高、血糖和三酸甘油酯偏高、血壓過高、高密度脂蛋白（好的膽固醇）偏低，以及血脂異常——意指病患的血脂（血液中的脂肪量）可能過高，但表面無症狀。這些在在表明身體缺乏處理糖分和脂肪的能力。更重要的是，代謝症候群不僅是會影響內分泌和免疫系統的肥胖症的併發症，同時也是導致肝臟、心臟，甚至大腦慢性病的主要危險因子。

二〇一八年，一項研究宣稱，隨著傳染病式微（新冠肺炎興起前），代謝症候群將是「現代社會最主要的健康危機」。[17]

一些專家認為現在只是這場趨勢的開端。哈佛大學流行病學和營養學教授華特・威利特博士（Walter Willett）向我解釋，「肥胖症和胰島素抗性這種流行病，需要三十年、四十年、五十年的時間才能看到所有後果，有點類似氣候變遷，你不會馬上看見所有的影響，但可想而知，這是一條危害健康的路。」很不幸，代謝症候群和肥胖症一樣，不再僅限於已開發國家。例如在中國，從一九九二到二〇〇二年之間的過重和肥胖人口比例，從二十%增加到二十九%，截至二〇一七年，代謝症候群的普及率躍升至十五・五%。[18]

由於代謝症候群的盛行率激增，包括高血壓、冠狀動脈疾病、心臟病、中風、慢性心臟衰竭、心房顫動的各種心血管疾病也愈來愈普遍，因為代謝症候群是這些疾病的主要危險因子。二〇一一年，美國心臟學會預測，到二〇三〇年將有四十%的美國人口患有某種形式的心血管疾病，結果我們在二〇一五年就達到此標準，只用了四年而非十九年。[19]二〇一五年，九千六百萬個美國人患有高血壓，近一千七百萬人患有冠狀動脈疾病。雪上加霜的是，此趨勢預計將在未來十五年內增加到四十五%，我們很有可能再次打破這項預測。

而為了維持代謝症候群患者的性命，處方藥、手術、住院等費用同樣高得離譜。二〇一六年，美國這些費用總共是五千五百五十億美元；預計到了二〇三五年將超過一兆美元。[20]

代謝系統一旦失調，所有器官似乎無一倖免。估計有七十五%的肥胖症患者和九十至九十五%的病態性肥胖症患者深受非酒精性脂肪肝（NAFLD）之苦，一種可能導致肝硬化、肝癌和肝功能衰竭的嚴重疾病。這不僅是美國人罹患肝病的主要來源，也是接受肝臟移植手術的主因。[21]肥胖症和代謝症候群也是好幾種癌症的主要危險因子，包括結腸癌和直腸癌——美國第四大常見癌症。根據美國國家癌症研究所（National Cancer Institute）的數據，肥胖的人罹患大腸癌的可能性，比正常體重的人多出三十倍，尤其是男性。[22]

腦部疾病

過去五十年來，包括阿茲海默症、帕金森氏症、泛自閉症障礙、憂鬱症、焦慮症在內的一些與精神、認知、神經退化相關的疾病，也明顯影響了愈來愈多的美國人。雖然上升趨勢沒有肥胖症和代謝症候群那麼顯著，但仍舊引人注目。過去二十年來，神經退化性疾病一直持續增加。二〇一七年，全球估計有五千萬人患有阿茲海默症。[23]這數字預計未來每二十年就會多一倍。

預期壽命增加固然對這些數字的影響很大，但有證據顯示，包括代謝症候群等許多其他因素也同樣會引發認知功能障礙。遺憾的是，多數人似乎已經接受認知退化是老化的常態，正如我們也接受製藥產業宣稱近年來許多慢性病之所以增加，純粹是老化的副作用。事實上，人類大腦（以及身體）到了九十多歲仍有潛力正常運作，不受醫療干擾，就像許多功能完善的十幾歲青少年那樣。

其他慢性病也同樣迅速增加中。二〇一六年，全球約有六百一十萬人患有帕金森氏症，[24]時至今日已超過一千萬人罹患帕金森氏症。[25]我在第四章也會進一步闡述，泛自閉症障礙這類發育遲緩疾病的普及率翻了三倍左右，從二〇〇四年每一六六個孩童之中有一個，增加到二〇一八年每五十九個孩童之中就有一個。[26]憂鬱症的發病率也在上升，它的疾病表現稍微複雜，並不是一種單一形式的疾病，因此盛行率的變化會更難評估。憂鬱症可能伴隨其他疾病同時發生，例如帕金森氏症和阿茲海默症。二〇一七年，約一・六億人患有重度憂鬱症，其中年輕人是風險最高的群體。[27]一份藍十字藍盾協會（Blue Cross Blue Shield，為美國最大商業保險組織）在二〇一六年發表的報告顯示，約有二・六％年紀介於十二至十七歲的青少年被診斷出患有重度憂鬱症——比二〇一三年增加了六十三％。報告顯示，十八至三十四歲的年輕人則增加了四十七％。更令人不安的是，最近的一項研究預測，到二〇三〇年，患有憂鬱症的年輕人，其數量甚至將超過患有心血管疾病的成年人。此外，自殺被視為是憂鬱症普及率的代表指標。在美國，自殺也成為年輕人的主要死因之一，也是前十大死因中唯一數字持續上升的死因。雖然我們尚未找到治癒憂鬱症的解方，甚至是長期有效的治療方法，但製藥公司仍享受巨額利潤：精神藥物每年在全球賺進八百億美元的收入。

共同點

過去七十五年來，我們把許多慢性病視作不同的問題來進行研究和治療，彼此之間並無關聯，由不同的專科醫師和研究人員處理。然而，當時的現代醫療體系未能發展出有效的策略來阻止這些慢性病持續穩定上升。

不過，若從這些慢性病是在同一時間發生在大量人口身上來看，驚人的相似之處就開始出現了。比方說，這些疾病的上升在已發展國家和發展中國家之間的時間差，和工業化發展的進程相同。這些疾病在西方世界增加了大約十至三十年後，同樣的上升趨勢也開始反映在其他的發展中國家，因為他們在許多方面採用了西方的現代飲食和生活方式。例如發炎性腸道疾病和克隆氏症，到了二十一世紀初，這兩種疾病已經成為全球疾病，在亞洲、非洲、南美洲等新興工業化國家的發病率不斷提高。[28]

此外，過敏相關疾病、自體免疫疾病、肥胖症、代謝症候群、大腸癌、憂鬱症的發病年齡也有下降趨勢，開始影響愈來愈年輕的族群。這意味著我們近年來的飲食改變，也影響了後代子孫。舉例來說，雖然老年人罹患大腸癌的機率有所下降，年輕男女的發病率卻在持續攀升。二〇〇六至二〇一五年間，五十歲以下男性患大腸癌的年平均增長率為三・五%。[29]但對此一不樂觀的趨勢，醫療體系卻以典型的簡化論和目光短淺的方式回應。美國癌症協會（The American Cancer Society）發表的大腸癌篩檢指南建議，沒有家族史或其他熟知風險因子的一般民眾從四十五歲開始定期檢查，之前的建議是六十歲。[30]然而，最近我參加一場大腸癌篩檢指南的相關講座時，詢問講者，飲食和孩童肥胖症有沒有可能是導致篩檢年齡降低的原因，如果答案為「是」，那飲食建議是否可以作為預防措施。她同意這是合理的解釋，但現階段的做法並不包括在篩檢時提供飲食建議。此外，她繼續說，由於腸胃專科醫師每天必須進行許多次大腸鏡檢查，根本沒有足夠的時間探討患者的飲食習慣或提供有益的飲食指南。許多簡單的改變，尤其是那些有機會產生大規模影響，但不符合傳統疾病模式的改變，每當它們遭到輕視時，總是讓我十分訝異。

此外，儘管這些疾病的表現千差萬別，但幾乎都能歸咎到免疫系統失調上。免疫系統失調分成兩種情況：從自體免疫和過敏相關疾病來說，是免疫系統對良性的環境刺激或自身細胞過度反應所造成；從代謝相關疾病來說，則是腸道免疫系統長期啟動影響了全身器官，包括心臟、肝臟、大腸、脂肪細胞，甚至是大腦。（免疫系統過度反應的情況又稱為免疫風暴，可能與患有慢性病的新冠肺炎患者更容易出現嚴重症狀及併發症有關。）[31]

儘管有明確證據顯示，是否容易因免疫系統失調導致一個人罹患過敏和自體免疫疾病，在三歲前就已定生死，但愈來愈多的證據顯示，構成現今公共衛生危機的這些疾病之所以逐年成長，西方飲食也具有關鍵作用。這種飲食可能導致代謝性內毒素症（metabolic endotoxemia）——一種傳遞發炎因子至全身及大腦的低度免疫反應。這種發炎因子是一種訊息傳遞分子，由各種不同免疫細胞所分泌，其中包括細胞激素等。[32]因為我們的免疫系統有七十％位於腸道壁，因此腸道處於把發炎因子傳遞全身的強大位置，根據每個人遺傳變異性的不同，細胞激素也會在過程中對不同器官產生影響。

長久以來，我們視消化道為吸收營養、儲存養分、排除廢物的主要器官，但如今卻推斷它將是這場捍衛健康的狗血劇中的主角，這可能看起來有悖常理。但過去二十年來，受到系統生物學知識領域不斷擴張的影響，愈來愈多的研究以各種卓越的方式帶領我們得出這個結論。接下來的章節，我將繼續探討近年來關於腸道菌相的新發現，以及其與大腦和包括免疫系統在內所有人體系統之間的關係。這已經成為我們理解這場公共衛生危機，並有可能阻止、甚至逆轉情勢的有效手段之一。

第2章　深層連結

近年來，科學界對人體和我們的健康又有了截然不同的理解。這項觀點解釋了人體系統的複雜性，系統之間會溝通對話，而且互有關聯。這同時也解釋了那麼多在過去七十五年內急劇成長的疾病，儘管看似不同，但卻是如何息息相關。

我認為這種重視整體的全新觀點，是重回過去的思維方式。五千年前的阿育吠陀經書中，就能找到人體系統互有關聯的概念。此概念也被傳統中醫和希波克拉底醫學（根據希臘人的自然哲學）所接受。在古代，人們認為健康是由心智、器官、精神、環境，甚至宇宙之間錯綜複雜的關係決定的。[1]簡單來說，就如希臘哲學家亞里斯多德兩千年前所寫的那樣：「整體大於局部之和。」（The whole is something besides the parts.）

直到十七世紀，法國哲學家笛卡兒在他帶有自傳意味的哲學論述《談談正確引導理性在各門科學上尋找真理的方法》（*Discourse on the Method of Rightly Conducting One's Reason and Seeking Truth in the Sciences*）中，介紹了還原主義的概念，這種整體論概念才開始改變。

「我思，故我在」這句名言也是起源於此。笛卡兒認為要分析複雜的問題，應該將其拆解成各個易於梳理的部分，然後根據每個部分的表現方式重新評估整體情況，這即是所謂的還原主義。[2]

後來，笛卡兒把還原主義應用到身體上，提出身心二元論——將身體和大腦視為完全獨立的個體。[3]為了調和身心衝突，他建議醫師和科學家只需要關心身體，大腦和思想則應該屬於教會的管轄範圍。笛卡兒的觀點不僅改變了哲學思想，也影響了生物學。醫學界開始採用還原主義和身心二元論，醫師也以身體是由各個獨立運作的器官所組成的觀念當作前提，進行診斷治療。醫師們漸漸相信，所有生物的組成機制都像時鐘的齒輪一樣，運作規律且易於預測。雖然走了數百年的冤枉路，科學界及醫療機構正慢慢回到古文明智慧的懷抱，將身體視為一個各系統之間互有影響的複雜有機體。

現在，我們對支持這些關聯的生物學，也有了更深刻的理解。引進網絡科學最大的影響，是讓我們的視角從各自獨立回到互為一體，並且以科學為佐證來推動新觀念的發展。[4]網絡科學是藉由圖論、統計力學和資料探勘等方法，研究複雜網絡中各個元素之間的交互作用，建立預測模型。網絡科學發展於一九三〇年代，從那時起，它就在各種各樣的科學領域加速發展，從社會科學到生態學到全球經濟，涵蓋範圍極廣。所以，現在我們會把許多看似不相關的元素視為系統看待。這些系統由緊密相連的部分所組成，具有可預測的模式，但往往產生不可預測的結果。

「想想人類、股市、基因、神經元、細胞中的分子，最重要的就是互動。」說這句話的，是我的同事兼好友奧拉夫•斯波恩斯（Olaf Sporns）。他是印第安納大學心理和腦科學系的教務長，同時也是該大學網絡科學研究所的聯合主任。「我們需要一種科學來處理這種複雜的系統，把它們轉化成數學的形式，並結合各種計算方法。這就是網絡科學。」

幾十年來，網絡科學持續應用在自然、社會和科技系統上，最近也開始用於複雜的生物系統上，讓我們能夠將人體視為由數學排序所設計的一張複雜網絡連接圖。

同一時間，一種稱為系統生物學（systems biology）的研究法也獲得關注，它在一九五〇年代首次出現，並在大約二十年前完全融入了現代生物學。這項研究法剛出現時，意在繪製出人類基因組的遺傳圖，許多人相信這麼做不久後將能徹底改變醫學。當時，美國總統柯林頓把人類基因密碼稱之為「上帝造物的語言」。可惜的是，在豪擲數十億美元之後，人類基因組計畫（Human Genome Project）仍未對那些最常見的疾病提出實用的診斷和治療方法。儘管如此，系統生物學仍在醫學領域獲得關注，尤其是微生物學。系統生物學提供了一種更複雜的理論和計算方法，利用超級電腦指數成長的能力來處理龐大的生物資料量。因此，科學家可試圖將不同類型的細胞、分子、微生物，視為一個完整的系統來理解身體和大腦。

系統生物學推動了科學改革，從注重專業化變成注重關聯性。系統生物學中的每個領域都使用「體學」（-ome和-omics）做結尾；基因體學是第一個這樣的領域。從那時起，新的領域開始接連出現，我喜歡稱之為「體學革命」。表觀基因體學（epigenomics）研究環境對我們所有基因的影響，以及因此而改變的表現（表觀遺傳學則是研究環境對特定基因的影響）。[5]轉錄體學（transcriptomics）研究基因合成分子過程中生成的一組重要RNA分子；代謝體學（metabolomics）研究基因表現所生成的大量訊息傳遞分子；[6]蛋白質體學（proteomics）分析由特定細胞或生物所生成的整套蛋白質；[7]微生物體學（microbiome）研究居住在腸道中所有的微生物，以及它們的基因組成。[8]系統生物學藉由運算數字，重新發現古文明智慧敏銳觀察了幾世紀所理解的事情——這些領域之間會彼此互動，彼此修正，進而在體內形成一個互相依存的集合網絡。

近年來，系統生物學已經應用在我們身體中最複雜的兩個系統上——腦連結體（brain connectome）和腸連結體（gut connectome）。奧拉夫・斯波恩斯基本上開創了腦連結體學的領域，繪製了大腦內的整個連接組[9]——一個由數十億個神經元組成的複雜網絡。神經元之間則是透過數兆個像纖維一樣的突觸連接，這些如果全部接起來可以繞月球一半。透過對這些系統的數學分析，斯波恩斯描繪出了大腦內的連接，導致對大腦結構和功能有了完全不同的理解，因此我們對大腦疾病的檢驗方式，也產生了完全不同的理解。在腸腦軸線的另一端，身為腸神經生物學家和杜克大學醫學教授的羅傑・李德爾（Rodger Liddle）則在二〇一五年提出了腸連結體的概念。[10]

李德爾教授提出的腸網絡主要由腸神經系統的神經細胞組成，這些神經細胞獨立於中樞神經系統外，可以控制各式各樣的腸胃道功能，因此通常被稱為腸道中的迷你大腦。此外，它也含納了其他類型的神經細胞、支持細胞（supporting cell）——統稱神經膠質細胞（glia），和含有荷爾蒙的細胞。我則建議擴展這個網絡，同時涵蓋腸免疫系統和腸道中其他細胞之間錯綜複雜的互動，以及這種互動在我們的健康中所扮演的關鍵角色。因此，腸連結體——或簡稱為腸道，我會在全文中交替使用這兩個詞——不僅包括腸道的神經系統，也包括內分泌和免疫系統。這些系統共同調節新陳代謝和食欲，並保護身體不受病原體的侵害。請注意，我提到腸連結體或腸道的時候，指的是器官，而提到腸道菌相的時候，指的則是住在腸道裡數以兆計的微生物。

※　※　※

從系統生物學的角度來看，想了解引發當前公衛危機的那些疾病，關鍵在於腸道及腸道菌相。因為科學已經顯示，在身體的溝通網絡中，腸道是連接各種器官系統的中心點。為了解釋腸道是如何運作並成為至關重要的一環，請稍待片刻，讓我先仔細介紹一下網絡科學。如果以白話文來解釋，可以說複雜網絡是由節點（網絡中的個別元素）和邊（節點之間的連接或路徑）所組成的。

這裡提供一個更簡單的思考方式：俗話說，「條條大路通羅馬。」古羅馬帝國時期，條條大路都會通向羅馬，羅馬就是該特定的交通網絡中最重要的節點。與現代大城市一樣，羅馬的重要性不僅在於其地理上的連通性，也在於它對整個國家的影響——或者，正如網絡科學家會說的，它的中心性（centrality）。中心性的判斷方法，是看一個節點在大型網絡中，對溝通和訊息交流的影響力有多大。另外，還有兩個術語也可用來形容每個節點最基本的屬性：它的點度（degree），也就是連接到它的路徑數量，以及它的強度（strength），也就是它在網絡中參與的程度。羅馬在古代帝國扮演如此重要的角色，與其他節點（城市）的連結數量如此繁多，表示羅馬是這個網絡的樞紐。[11]

現在試想一下你的身體是一個網絡，而體內器官是一個個的節點。就整體功能而言，有些器官比其他器官更為重要，那些器官就是所謂的樞紐。生物路徑（pathways）或邊，是生物系統彼此溝通的不同方式。有些路徑是固定的，比如神經束和心血管系統；其他路徑則是高度變動的溝通系統——循環免疫系統、數不盡的循環分子（荷爾蒙、發炎分子、代謝物），甚至是血球細胞。

網絡科學最重要的概念之一，就是系統的可擴展性（the scalability of systems），意思是儘管網絡是由基因、分子、細胞、器官，甚至人等不同實體組成，但基本屬性、行為和反應皆是由相同的數學規則決定。從基因和分子網絡一直到人類的社交網絡——全部都是以相互影響的方式在運作。互動規模有大有小，從最基本的生物交換到最複雜的社會系統，再一路回到原點。例如，飲食導致腸道菌網絡發生變化，也會改變大腦網絡，進而引發社交互動時的行為改變，然後再次影響大腦網絡，最終導致腸道菌網絡中的基因表現出現更多變化。

由此可見，我們身體的各個系統，從小到大——從腸連結體到腦連結體再到大腦－身體網絡——彼此之間不僅持續溝通，也不斷互相影響。與其他器官連結較多的器官就是樞紐，每個樞紐都由「小世界網絡」組成，直接連結到所有其他的器官。器官網絡的結構

——節點之間的連通性和路徑的數量——也受其他不同規模的網絡所影響，比如我們的個體基因網絡。

儘管這種以整體觀點看待身體的研究仍在發展中，但在我看來，毫無疑問地大腦和腸道是相連的，由粗大的神經電纜和無數在血管中循環的訊息傳遞分子雙向溝通，它們是身體器官網絡中最重要的樞紐。這兩個主要樞紐若發生變化，就會在全身產生連鎖反應。這裡舉個例子，來看看這在現實世界會如何發生：芝加哥的暴風雪破壞了身為交通樞紐的奧黑爾機場，國際航班取消，接著是國內航班取消，最終機場乘客遭到滯留。樞紐遭到破壞的連鎖反應，就是最終導致整個網絡遭到破壞、甚至完全關閉。

今天，我們看到了生活型態改變所帶來的現代「暴風雪」破壞了大腦－身體網絡內的樞紐，也打斷或關閉了必要的交流。有愈來愈多的科學證據讓我相信大腦－身體網絡的改變，是導致我們罹患各種疾病、進而引發健康危機的原因。這些改變之所以發生，是因為我們的身體系統自工業革命之後，就開始持續暴露在各種挑戰下，並在過去七十五年之間急速攀升。這些挑戰包括空氣汙染、土壤汙染、水汙染；有毒化學物質暴露；都市化；濫用抗生素和其他藥物；慢性壓力；以及最重要的，愈來愈不健康的飲食習慣。所有挑戰都影響了我們的腸道菌相，也因此影響了整體健康。

這些變化雖然微小，卻大大改變了腸連結體及微生物體之間自古以來的互利關係。[12]一般來說，兩者之間的互動能夠容忍一定程度的不協調和破壞。也就是說，兩者合作時可以適應各式各樣的挑戰，如良性感染、短期使用抗生素和漸進式的飲食改變。比起身體其他部位，腸道菌相更能靈活適應瞬息萬變的世界，但現代生活源源不絕的壓力，已經讓它無法與腸道在生理上保持同步。這種日益嚴重的生理不協調，已經威脅到腸道與腸道菌長期的共生關係。[13]

這樣長期破壞下，也改變了連接器官（節點）的生物路徑（邊）。同時改變了體內複雜的分子語言，以及腸道菌產生的代謝物。器官間溝通出現的這些變化——尤其是大腦、肝臟、心臟和腸道之間的訊息干擾——已經損害了器官的功能。最終改變了整個大腦－身體網絡的結構和功能，[14]這個結果在我看來，解釋了最近幾十年來各種疾病的同時增加。如果想在最緊迫的公共衛生議題上取得進展，當務之急是解決腸道、腸道免疫系統，以及腸道菌相之間的互動日益失去協調的問題。

※ ※ ※

在大腦－身體網絡中，我之所以把腸道的地位放在其他腎、心、肺等重要器官之上，除了我本身是腸胃專科醫師，職業生涯多在研究治療腸道相關疾病外，還有很多其他原因。大腦和腸道之間的雙向溝通乍看之下似乎不合常理，但其實在演化史上由來已久，而證據在今天變得愈來愈強而有力。這段關係可以追溯到大約六億年前，最早的多細胞生物剛剛在地球海洋中出現的時候。這些被稱為水螅的微小生物，只是周圍環繞著神經網的漂浮消化管。早期腸神經系統——嚴格來說，這可視為史上第一個大腦——的唯一功能，是確保這個原始腸道能正常運作，讓食物從一端（嘴）進入，通過管子移動、吸收營養再分配到身體的其餘部分（主要是觸角），最後在另一端排出殘留物。令人驚訝的是，這個最早的腸道，其神經細胞和平滑肌細胞之間緊密連接的關係，在數億年的演化過程中保存了下來，而且基本上幾乎所有住在地球上的動物都是這樣，包括蜜蜂、魚類、大象和人類。

大約五億年前，一些海洋微生物決定在這些原型腸道內定居，與這第一個大腦的神經細胞建立密切聯繫，於是腸道溝通又變得更為複雜。隨著演化發展，這種原始腸道的獨特設計在很大程度上得以保留，而動物逐漸發育出第二個大腦——現今意義上真正的大腦或中樞神經系統（CNS）。第一個大腦發展出的訊息傳遞分子隨後被整合到這個新大腦中，於是這個新大腦與腸道和腸道菌之間創造了一種共同的語言，奠定了腸腦之間獨特的互動基礎，直到今天仍維持運作。其中一些互動在腸道形成了一個小世界網絡，主要涉及該器官最重要的功能（蠕動、分泌、血流、食物感應）。這個小世界網絡與大腦遠距相連、中樞神經系統在遠端密切監控腸連結體活動，同時根據身體的整體需求與腸道互相協調。這種雙向溝通告訴我們何時餓或飽，並在調節情緒和健康方面發揮重要作用。

最早的腸道和神經系統曾經（現在也是）如此密切交織在水螅體內，就好像它們是一體的，而且在後來動物的演化過程中，仍一直保持這種深刻的連結，即使它們在體內的距離愈來愈遠。我們的其他器官是在後來才逐漸發育成形，因此無法建立同樣的緊密關係，這也強化了腸道和大腦是器官網絡中兩個主要樞紐的想法。

此外，研究顯示，除了大腦之外，腸道是體內最複雜的器官。[15]腸道擁有自己的神經系統（有時被稱為第二大腦，[16]儘管實際上它算是我們的第一大腦），以及自己的免疫系統和分泌荷爾蒙的內分泌系統。事實上，這些腸內分泌細胞構成了人體內最大的內分泌器官，負責分泌化學訊息傳導物（chemical messengers），以調節我們的食欲和健康。這些細胞都是腸連結體的一部分，可以將數百種不同的訊息傳遞分子釋放到血液和腸腔（基本上就是腸道內部，腸道菌的居住地，也是食物通過的地方），以及腸壁內的神經末梢。大多數腸壁內的神經末梢是迷走神經的感測器，而迷走神經負責在腸道和大腦之間傳遞訊息。

最重要的是，我們有七十％以上的免疫細胞位於腸壁中。腸壁內的免疫細胞可以自行前往他處，也可以透過釋放到血液中的發炎分子與身體其他部位溝通。[17]免疫細胞、內分泌細胞和神經細胞夾在腸壁的內外層之間，僅靠一層薄薄的黏液與腸道菌叢的數兆個微生物隔開。[18]某些稱為樹突細胞（dendritic cells）的免疫細胞會將觸角一路伸進黏液層，讓自己容易被腸道菌影響。因此，無論是黏液層的厚度或化學組成出現變化，都會對這些免疫系統的哨兵產生重大影響。

雖然腸道內神經系統、內分泌系統和免疫系統的個別功能已經研究得非常透澈，但直到最近我們才清楚知道，只有把這些元素視為一個彼此相連的整體系統，才能完整理解大腦、腸道菌和我們所吃的食物之間的互動關係。當這些互動和諧同步時，腸道是健康的，但當溝通失靈時，則會影響腸道的正常功能。而且，正如我們從系統生物學所學到的，這些影響會產生連鎖反應，波及全身。

第3章　新興觀點：健康的腸道菌相

在我的職業生涯中最奇特的經驗之一，就是親眼目睹近年來大眾對腸道菌相的興趣突如其來地暴增。作為腸胃病學家四十年來，我多數時間都專注於腸腦互動的研究上，同事之間大多對我的研究內容不感興趣，並且非專業人士經常誤解我是試圖透過心理學解釋大腸激躁症（IBS）患者的腸道症狀。但在過去十年中，大眾漸漸認識到腸道及腸道菌廣泛影響了人們的行為和健康狀況，包括運動表現、企業領導力、憂鬱症，一直到阿茲海默症。原本默默無聞的腸道菌相儼然成為科學界和大眾矚目的焦點。現在，人人似乎都能對腸道菌相侃侃而談。但媒體所宣傳的和有健康意識的公眾所理解的腸道健康，仍然是一個模糊的概念。

健康的腸道究竟應該是什麼樣子不僅很難界定，我們熱情接納腸道菌相的文化，也對腸道菌在生活中所扮演的角色，造成了一種膚淺的、有時甚至是錯誤的理解。這種誤解不僅誇大不實（例如承諾只要改善腸道健康就會增強活力、消失腦霧，或奇蹟似地減輕體重），最令人困擾的是，這讓我們忽略了更精闢、更重要的消息，那就是腸道健康與影響數百萬人的各種疾病有關。

關於腸道健康有部分困惑源自於一種誤解，以為我們正在尋找一種固定的、理想的腸道菌相，一旦達到這種狀態，腸道和健康就會處於最完美的境界。然而，腸道菌相並不是這樣子運作的。儘管腸道和腸道菌相以親密的伙伴關係一同工作，但兩者之間存在著明顯差異。相較之下，腸道相對來說比較穩定，腸道菌相則是不斷在變化。腸道菌會迅速適應腸道環境的變化，適應力非常強，能夠生動地反映出周圍不斷變化的世界，尤其是我們餵養它的飲食。儘管我們所有的器官在某種程度上都具有適應環境的能力，但體內沒有其他系統的修正速度能像腸道菌相一樣快速。[1]

人類生理是在數百萬年的演化過程中，精挑細選最優秀的兩萬個基因所決定的。據估計，其中某些基因可以在一萬五千年至兩萬年的時間內適應新的環境條件，包括飲食變化。[2]我們的腸道菌相是由大約四十萬個基因組成的，這些基因具有更快的世代交替，讓它們適應環境變化的能力提高了二十倍，甚至是那些腸道菌從沒遇過的環境也不成問題。[3]然而，儘管腸道和腸道菌的適應力大不相同，但兩者一起緩慢地演化（從水螅開始）形成了和諧的共生關係，讓人類數十萬年來能夠在不同的地方生活，吃著各式各樣的飲食，一邊享受健康。

健康的腸連結體

何謂健康的腸道？決定腸道是否健康，有三個密切相關的因素。腸道內分泌系統分泌荷爾蒙調節食欲、新陳代謝，以及許多其他功能；腸免疫系統抵抗病原體，防止自體受到免疫細胞攻擊，因此身體不會把自行產生的抗原視作威脅，同時仍能對外來物質產生適當的反應；腸神經系統則負責調節腸胃收縮及液體的分泌和吸收。

從新陳代謝的角度來看，所謂健康腸道可以定義為：當身體需要能量時，內分泌細胞會產生足夠的荷爾蒙使我們感到飢餓，並在飯後產生足夠的飽足感荷爾蒙告訴大腦該停止進食了。如果這項腸道功能無法正常運作，會導致人體永遠處於飢餓狀態，導致飲食超過他的代謝需求，進而使體重增加，提高罹患第二型糖尿病的風險。

從免疫系統的角度來看，健康腸道指的是腸免疫系統的免疫細胞與腸道菌之間是隔開的，由一層緊密連結的細胞（腸道上皮細胞）組成的障壁，以及保護用的黏液層隔開。這種雙重防護能夠防止腸道內容物（尤其是腸道菌）長期啟動腸道的免疫反應。愈來愈多的研究顯示，這種腸道障壁可能會因為不良的飲食習慣而受到損害，比如攝取太少的纖維及

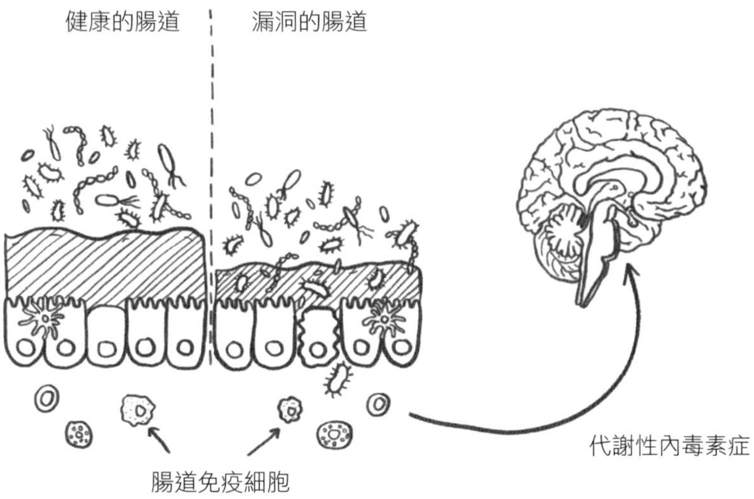

過多的糖、脂肪、乳化劑、人造甜味劑，和其他食品添加物。如果不再以豐富多樣的膳食纖維為主食，腸道菌就會將它貪得無厭的食欲轉向聚醣或多醣的類醣分子，黏液層即是以此分子構成的。飲食缺乏膳食纖維使得保護黏液層流失，將導致樹突細胞的觸角與微生物的接觸更為緊密，促使它們向腸道免疫系統回報體內有潛在危險。[4]發生這種情形時，免疫系統將釋放出發炎分子，使上皮細胞之間的緊密連結鬆動，允許某些微生物與數百萬相互聯結的腸道免疫細胞直接接觸。這種情況即為現在廣為人知的腸漏症。

從腸神經系統的角度來看，所謂健康腸道意思是指在數百萬個神經細胞交互作用下，可以正常調節腸胃收縮和分泌。這些神經網絡與各部分的腸胃協調合作，以達到最理想的消化收縮模式，並把食物從胃逐漸移至大腸。此外，當腸胃道完全沒有食物時，會觸發腸神經系統規律的高強度收縮，在整條胃腸道中緩慢運行，即所謂的移行性複合運動。這些收縮將食物殘渣、分泌物和上消化道中低密度的腸道菌移入腸道菌稠密的大腸。倘若此腸腦功能無法正常運作，可能會導致胃痛、便祕，或功能性腸胃疾病，例如大腸激躁症或小腸細菌過度增生（small intestine bacterial overgrowth，簡稱SIBO）的情況。

在健康的腸道中，內分泌系統、免疫系統和腸神經系統合作無間，提供營養、調節食欲，保護我們不會因腸道感染而有生命危險。擁有健康的腸道，這些重要功能無須我們關注就能完全無意識地進行。

健康的腸道菌相

定義何謂健康腸道相對簡單，決定是什麼構成健康腸道菌相則複雜得多。人們有時候會口誤，把微生物群稱為微生物器官；其實相較於人體器官，微生物群要彈性得多，因此不能像肝臟、腎臟或心臟那樣，以靜態的方式看待。但這不是難以定義什麼是健康微生物相的唯一理由。儘管近年來社會大眾的興趣和詢問頻率大增，但我們對它的理解仍處於初期階段。

為了全面認識微生物群的特性，美國國家衛生研究院（National Institutes of Health）於二〇〇八年成立人類微生物組計畫（Common Fund Human Microbiome Project）共同基金，進而在十多年前催生出微生物體學這門重要學科。累積了大量科學數據的六年後，為了讓我們對人體微生物群及其對人類健康和疾病的影響有更多了解，美國國家衛生研究院啟動了該計畫的第二階段。儘管仍處於起步階段，但計畫的第一階段已經引發了樂觀的情緒，就像二〇〇〇年完成第一次人類基因組調查時的那種氛圍。[5]人類基因組被證明遠比我們預期的複雜，新的研究以迅雷不及掩耳的速度展開，揭露基因調控和基因表現背後的過程，包括表觀遺傳學的重要作用。雖然基因圖譜未能立即提供我們所需要的答案，但確實為醫學界所出現的重大變化打開一條方便之門，包括基因治療、基因工程、基因檢測，比如23andMe公司提供的ＤＮＡ檢測分析。在許多方面，基因體學（genomics）這門持續發展中的領域，已經徹底改變了醫學。

近來對於腸道菌相的新發現，同樣讓人振奮，於是醫學界（和媒體）已經有許多人都匆忙得出了同樣的結論——許多本來在醫學上無法解釋的慢性病症狀，已經被我們找到了有效的解釋和治療方法。但實際上，對這套成熟複雜的系統，我們才剛開始有初步的認識。正如人類基因組一樣，我們仍在摸索其完整的意義。

在我們了解微生物相的早期，研究人員提到有所謂「核心」微生物群的存在，意思是全球健康的人體內有某些種類的微生物群普遍存在，接著假設如果這些微生物群發生變化，就表示體內的微生物相不健康。然而，比起最初的定序技術（sequencing method），近年來所使用的技術，讓我們能以較高的鑑別力去研究微生物群的種類，精細至亞種和菌株。①這些研究顯示，每個人的微生物組成存在著驚人的差異，以為可以用某些種類的微

---

①微生物正如地球上所有生物一樣，被生物學家分為不同的分類單位（taxa）——種類（types）或類別（categories）。這種分類系統讓我們得以了解各種生物之間的親疏關係。分類單位從最常見到最獨特的光譜上，共有八個主要級別。分類級別的頂端是最廣泛的分類單位，域（domain），只有三個；接下來是第二廣泛的分類單位，界（kingdom），再下來是門（phylum）。分類級別最底端則是最明確的類別，種或物種（species）。每個門都包含了各式各樣經過數億年演化的生物，而一個物種是該門中彼此關係最密切的一群生物。在種之上的是屬（genus），由一群相關物種所組成。

為了進一步解釋，讓我們看一下人類和類人猿的例子：人類屬於動物界、脊索動物門（所有有脊髓的動物），接著是哺乳綱、靈長目、人科。我們的屬是Homo（拉丁語的「人類」），種則是sapiens（拉丁語的「明智」）；這一點尚無定論）。我們用「智人」這個術語形容人類，同樣的，我們使用術語「脆弱類桿菌」（Bacteroides fragilis）來表示在擬桿菌門、真細菌界和細菌域下的一種特定細菌。與我們血緣最親的生物是類人猿——大猩猩、黑猩猩和紅毛猩猩。他們和人類同屬人科。像人類一樣，每一種類人猿都有自己的屬。大猩猩分屬同名的大猩猩屬（Gorilla），其中包含兩個種；黑猩猩屬於潘屬（Pan），同樣由兩個種組成；紅毛猩猩則是猩猩屬（Pango），底下也有兩個種。人類是人屬底下唯一的物種，過去曾經有其他物種存在，但如今已經滅絕——包括比較近代的尼安德塔人（Homo neanderthalensis，或Neanderthals）。

普雷沃氏菌（Prevotella）和擬桿菌（Bacteroides）這兩種常見的細菌分屬兩個不同的屬，意味著這兩者之間在生物分類上的差異，與人類和類人猿之間的差異程度相當。

生物來歸納一個人健不健康的想法是大錯特錯，大多數的專家也早已捨棄了這個觀點。然而，多數媒體和一些科學界的成員仍堅持認為，個別的微生物群之間有足夠的關聯，所以若微生物群出現特定的失衡，可能與腸道健康不佳有關，可以以此作為某些疾病的診斷依據——例如帕金森氏症、阿茲海默症、小腸細菌過度增生，或發炎性腸道症。舉例來說，最近發表在《自然通訊》（*Nature Communications*）期刊上的一項研究，就反映出這種持續存在的誤解。該研究指出，研究人員只要觀察腸道菌叢之中是否普遍存在特定的微生物，就能夠區分誰的身體健康，誰患有慢性病。然而，研究人員並沒有考慮到微生物的具體功能，如果微生物群僅從菌種（而不是菌株）層面鑑別，預測準確率僅有七十三・七％。

現在我們知道，在工業化社會中，健康的個體之間可能只有十％的微生物菌株是相同的。這項發現促使研究人員去探索微生物的核心功能，作為分辨健康腸道菌相的方法。[6]畢竟，與腸道、免疫系統、大腦和身體其他部位溝通的不是微生物本身，而是它們產生的代謝物和訊息傳遞分子，這些代謝物和分子負責傳遞訊息，彼此相互作用。透過總體轉錄體學（metatranscriptomics）和代謝體學（metabolomics）——測量腸道菌相內有哪些基因表現和生成分子的學科——我們現在知道，健康個體中的腸道菌落儘管變化很大，但會產生一系列相似的代謝物和訊息傳遞分子。正是這些訊息傳遞分子讓微生物能夠與彼此溝通，同時與腸道互動，所謂的核心功能即是由它們所構成。

健康的腸道菌相除了提供核心功能外，還包括其他特徵。儘管每個人的腸道菌相都大不相同，而且總是不斷變化，但生活在腸道中的微生物，其豐富度和多樣性也有助於讓功能正常發揮。這裡的豐富度，指的是細菌種類的數量，多樣性則是衡量這些物種分布得有多平均的指標。以昆蟲為例，豐富度是指有多少不同的物種——蒼蠅、蜜蜂、蝴蝶、黃蜂、飛蛾、跳蚤等等。然而，如果這些昆蟲有九十%都是蒼蠅，一樣算不上豐富，不管其他物種的數量有多少。研究人員發現，高度多樣性的腸道菌相，通常與健康和長時間穩定有關。[7]相反的，缺乏多樣性會使腸道更容易受侵襲，這在許多疾病中都很明顯，包括肥胖症、發炎性腸道症，以及第一型和第二型糖尿病。與此巧合的是，過去的幾十年內，我們已經喪失了許多關鍵的微生物菌株。在已開發國家中，腸道菌相的多樣性和豐富度也一直在穩定下降。[8]

判斷腸道菌相是否健康的兩個標準是抵抗力和復原力，多樣性也是其主要的決定因素。任何群體的微生物、昆蟲或人，都必須對外部或內部變化有一定程度的復原力。如果腸道菌相能抵抗病原體和抗生素的干擾，或抵抗不良飲食而產生的短暫變化，而且復原力夠強，能在變化之後迅速恢復到正常狀態，那麼通常會被認為是健康的。假使某個腸道菌相能提供所有必要的核心功能，但缺乏多樣性和復原力，面臨挑戰時遭到破壞的風險也會更高。

目前對腸道菌相健康狀況的理解是，它不是一個固定的狀態，而是一種動態的、有明確目標的平衡。如果動態是關鍵，而且每個人的腸道菌相都在不斷變化，我們該如何準確分辨何謂不健康呢？我們的腸道菌相健康狀況是否根據一個人的居住地而有不同的定義呢？研究人員為了尋求這個問題的答案，找了世界各個地區和追求多元文化生活方式的人群，繪製腸道菌相的變化圖。他們的研究顯示，腸道菌相不僅因人而異，同時也因人口、地理位置和時區而異。

腸道菌相的一日變化

賓州大學佩雷爾曼醫學院的微生物學助理教授克里斯多夫・泰斯（Christoph Thaiss），在以色列特拉維夫著名的魏茲曼科學研究院（Weizmann Institute of Science）的埃蘭・伊萊納夫（Eran Elinav）實驗室擔任年輕研究員的時候，發現人類和老鼠兩者體內的微生物生態系統一整天下來並非靜止不變。他發現腸道菌的組成和功能，以及它們與身體之間的互動存在一個二十四小時的變化週期。[9]這些變化受到我們進食的時間、吃下肚的食物，以及視交叉上核（Suprachiasmatic Nucleus，簡稱SCN）的影響。視交叉上核位於大腦下視丘前部的小區域，是我們驅動晝夜節律的生理時鐘。晝夜節律是一種包括身體睡眠清醒週期（sleep-wake cycle）在內，每日循環的身體程序。晝夜節律是由進出視交叉上核的訊息複雜互動後產生的。視交叉上核這區域的神經細胞從早到晚都在變化，並改變神經元和荷爾蒙的活動，調節許多不同的身體功能，包括腸道及其腸道菌相的功能。此外，與大多數複雜網絡一樣，視交叉上核和腸道之間的溝通是循環的，由多個反饋迴路所組成。訊息進入大腦後，傳回腸道及腸道菌相，改變腸道菌功能，然後再次反饋到大腦。一般來說，肝臟會隨時了解這條溝通管道上的所有訊息。人們改變睡眠習慣或飲食方式時，可能會破壞腸道菌相的節律，讓人更容易罹患疾病，尤其是代謝症候群方面的問題。

為了研究腸道菌相在調節這些變化上的作用為何，泰斯對實驗小鼠施打抗生素，抑制牠們的腸道菌相，消除變化。結果他發現以這種方式破壞腸道菌相的功能，會嚴重干擾某些腸道菌基因的運作，並導致腸道菌發送訊息傳遞分子，讓這些分子進入血液，進而影響肝臟和大腦等多個器官的功能。

泰斯和他的團隊也研究了飲食與晝夜節律的關係，發現進餐時間對於打造腸道菌生態和腸道健康方面，也具有至關重要的影響。[10]研究人員發現一個人按照正常模式在白天進食而晚上不進食時，不同微生物群每日的變化相對分布在十五％上下，集體豐富度的比例則要高得多。他們研究那些晝夜節律被時差打亂的人，也證實出現相同的干擾，這和在動物研究中觀察到的一致。晝夜節律被打亂時，腸道菌相也跟著受害。這項研究首次證明腸連結體和腸道菌相之間的規律互動，與睡醒週期和進食時間是同步的。許多人都知道時差帶來的那種超現實感，和隨之而來的注意力渙散和輾轉難眠。某些專業人士因為工作性質而定期出現這種症狀，如護理師、醫師和警察，但很少有人意識到與這些干擾相關所致的嚴重健康問題。正常的晝夜節律長期受到干擾，導致腸道菌相的節律跟著受影響，最後改變了腸道菌、腸道和器官之間的溝通，是罹患肥胖症、代謝症候群、慢性肝病和認知障礙的重要因素。不過，我將在第七章告訴大家，我們可以透過限時進食計畫來消除這種影響，並重建腸道菌相和新陳代謝的正常節奏。

腸道菌相的季節性變化

腸道菌相根據晝夜產生有規律的變化，但史丹佛大學的賈斯汀和依瑞卡・索南堡（Justin and Erica Sonnenburg）實驗室裡的研究顯示，這個變化也會在更大的時間範圍內發生，與季節同步。哈札人是土著狩獵採集人口的後裔，居住在東非坦尚尼亞共和國中央裂谷（Rift Valley）的原始部落。[11]截至二〇一五年，全世界只剩下一千二百至一千三百名的哈札人。一般認為，直到上個世紀，他們占領目前的領土已經數千年之久，且他們傳統的狩獵採集生活方式幾乎沒有改變。現在，因為殖民政府、旅遊業和養牛業者侵占土地的種種壓力，只剩大約三百名哈札人以覓食，和根據不同產季將蜂蜜、塊莖、猴麵包樹的果實、其他水果和野味帶回家維生。

哈札人就像所有過著傳統狩獵採集生活方式的族群一樣，由於不受工業化影響，免於罹患西方國家常見的肥胖症和糖尿病等慢性病。然而，請務必牢記，除了飲食之外，不同的生活方式也可能有助於我們不受這些疾病的干擾，或降低罹患的機率，比如多運動和少接觸人工化學物質。

裂谷有兩個涇渭分明的季節，十一月至四月的雨季和五月至十月的旱季，這點決定了哈札人的飲食。他們全年都食用富含膳食纖維的塊莖和各種植物，但雨季時更容易採集到漿果和蜂蜜，而旱季狩獵的成功機率最高，因此這段期間也攝取更多的瘦肉。

為了研究季節變化是否對哈札人的腸道菌相有所影響，索南堡小組檢視了一年內收集的三百五十個糞便樣本。他們發現，正如《科學》（*Science*）雜誌二〇一七年報導的那樣，旱季時肉類攝取量較高與腸道中擬桿菌門的菌數量增加有關。而雨季期間，哈札人偏吃素，這類微生物便減少了約七十％，於是腸道菌相的狀態變得與生活在工業社會的人非常相似。[12]然而到了旱季，哈札人的腸道菌相便會再次恢復其完整的多樣性，這與我們在許多工業化社會中觀察到的永久改變大不相同，包括美國在內。在工業化社會中永久減少或不再存在的腸道菌，卻在哈札人改變飲食的時候恢復可檢測的數量。

腸道菌分類群的豐富度之所以有季節性變化，是為了因應碳水化合物利用率的變化。所謂的碳水化合物利用率，是把來自動植物和黏蛋白（黏液層的關鍵成分）的複合碳水化合物消化成可吸收代謝物所需要的酶含量。雨季時期，哈札人體內的這些酶含量較低，到了旱季，豐富度和多樣性則大大增加。這項研究的首席研究員山繆・史密茨（Samuel Smits）表示，腸道菌分類群處理不同種類碳水化合物能力的變化，反映了季節性飲食的改變，以及哈札人體內健康腸道菌相的組成和功能會隨著季節和食物而變化。這項研究清楚顯示，一個健康的腸道菌相會改變以適應個人的飲食習慣。

維持健康腸道菌相的飲食法

繼哈札人的研究之後，幾個研究小組研究了南美洲、非洲、尼泊爾和北極其他過著傳統生活的原始部落其腸道菌的組成和功能，結果發現他們與西方工業化社會的人之間存在重大差異。他們發現，儘管工業化還有幾個方面可能導致這些差異，但最為一致的因素是飲食。

二〇一〇年，由卡洛塔・德・菲利波（Carlotta De Filippo）領導的義大利佛羅倫斯大學研究小組，比較了佛羅倫斯和某個非洲偏遠村莊一至六歲兒童糞便細菌的豐富度，以藉此精簡出健康的腸道菌相中有益菌株的清單。[13]非洲村莊的孩子平均喝母乳喝到兩歲。此外，他們吃的所有食物都是在當地收穫、種植和生產的。他們的飲食中飽和脂肪和動物蛋白的含量低，但富含澱粉、膳食纖維和植物多醣，這些都是由三個以上的糖分子互相連接組成的複合碳水化合物。就像農業初期的早期人類社會一樣，他們的飲食方式主要是素食，包括小米和高粱、黑眼豆和新鮮蔬菜，其中碳水化合物、膳食纖維和非動物蛋白質的含量非常高。

相較之下，義大利的兒童喝母乳喝到一歲，接著攝取典型的西方飲食：加工食品、動物蛋白、糖、澱粉和脂肪，攝取膳食纖維的含量卻很低。這種現代飲食與過去義大利人享受以大量蔬果為主的地中海飲食截然不同，後者向來被廣為宣傳是世界上最健康的飲食之一。而前者，其膳食纖維的含量約為非洲飲食的一半。

因此，毫不意外，微生物分類群的多樣性和豐富度在義大利和非洲兒童之間差異很大。研究顯示，非洲兒童擁有更豐富的擬桿菌門（與哈札人在狩獵季節擁有更多樣化的腸道菌相時所增加的微生物是相同的），以及較少的厚壁菌門。這兩個門占人類腸道中所有微生物門的九十％。

非洲兒童也有更豐富的普雷沃氏菌和木糖桿菌，兩者皆隸屬擬桿菌門之下。這些差異至關重要，因為不同的微生物含有不同的基因，讓它們能輕鬆消化必須適應的食物。普雷沃氏菌有一組基因編碼，能讓酵素酶把某些植物纖維消化成如丁酸、乙酸、丙酸等短鏈脂肪酸，這些分子有許多益處，例如維持腸壁的完整性、加強免疫功能、發出飽足感訊號。這些短鏈脂肪酸是健康腸道需要的重要成分。

在西非布吉納法索兒童身上發現的能夠分解複合碳水化合物的微生物基因，在非洲（如哈札人）和南美洲（亞諾馬米人）狩獵採集人口的食物殘渣中，也同樣可以找到。而義大利兒童完全不存在這些基因，也就不足為奇了。

大多數有關傳統飲食的研究都以居住於南半球的人口為主，然而由潔妮薇夫・杜伯伊（Geneviève Dubois）領導的蒙特婁大學研究團隊二〇〇七年的一項研究，檢視了因紐特人的腸道菌相。因紐特人在北極圈過著半傳統的生活方式，主要居住在加拿大的努納武特地區，他們大概是地球上所剩無幾的狩獵採集者當中，最後一個、也是迄今為止最大的自治族群。[14]然而，與其他原始部落不同的是，因紐特人的飲食在其營養素的組成上，與西方飲食相似，因為脂肪攝取含量很高。因紐特人的原始飲食富含野生動物和魚肉，包括海豹、馴鹿、鳥類和生的、冷凍的、煮熟的或發酵的魚。他們也會攝取一些時令植物和漿果，但有四分之三的卡路里來自動物脂肪。相較之下，居住在蒙特婁的加拿大人約有三十五％的卡路里來自脂肪，五十％來自碳水化合物。

不過，與許多地方一樣，西方生活方式正一步步侵蝕著原始部落的生活方式，今天因紐特人的飲食混和了傳統食品和加工食品。以動物性食物為主的傳統食物在夏季和初秋食用，因為此時要狩獵和覓食比較容易，而西方食物則在十月和十一月最受歡迎。杜伯伊將參與研究的因紐特人和居住在蒙特婁、攝取典型西方飲食的歐洲後裔進行比較，發現兩組之間的腸道菌組成相差近二十％。除此之外，努納武特每個人體內的微生物變化都高於蒙特婁，這可能是由於飲食變化更大。

二〇一八年，明尼蘇達大學的研究人員與索馬利亞人、拉丁裔和赫蒙族（the Hmong）合作，就健康進行的一項研究，發表了一份引人注目的報告。報告中顯示，東南亞移民的腸道菌叢在抵達美國數月後迅速西化。[15]該研究的資深作者丹・奈茲（Dan Knights）說，在美國，移民攝取了富含糖、脂肪和蛋白質的食物後，他們「幾乎立刻就失去了本來的腸道菌」，這證明了腸道菌對環境變化有極快的適應力。「失去多樣性的情況非常明顯。光是來到美國、住在美國，腸道菌相的多樣性就能喪失了大約十五%。」這些移民人口罹患肥胖症的機率，也增加了好幾倍。然而，比起飲食習慣的改變，腸道菌的變化要快得多，所以僅靠美國食物並不能解釋這種快速變化。奈茲認為，不同的飲用水（美國的飲用水少了在未經處理的天然飲用水中會發現的眾多微生物）和使用抗生素，也可能是原因之一。

研究人員發現，工業化社會中更為普遍的擬桿菌在六到九個月之內，會開始取代非西方社會比較流行的普雷沃氏菌（兩者都是擬桿菌門的一部分）。移民在美國停留的時間愈長，腸道菌相的整體多樣性就下降得愈多，而他們下一代的腸道菌多樣性又會進一步喪失五%到十%左右。

成人微生物群的改變出現代代相傳的這種現象，也已在臨床前研究中得到證實。例如，餵食四代的老鼠低纖維飲食，四代皆出現腸道菌叢多樣性減少的現象，而且一代比一代嚴重。此外，恢復高纖維飲食並沒有在後代身上恢復多樣性，表示這些小鼠體內的菌種在四代的實驗期間已經滅絕。

西方飲食對腸道菌相是一種長期壓力

很顯然，腸道菌相對飲食非常敏感。正如我將採取西方飲食與各種採取傳統飲食的人進行比較後的結果，高脂肪和高精製糖但低纖維的飲食習慣，嚴重影響了腸道菌相的活力和多樣性。

過去七十五年內，這項轉變隨著工業化的加速而愈演愈烈，除了因為反式脂肪和精緻糖等廉價食品容易取得外，還包括一長串的非食物化學物質，例如防腐劑、殺蟲劑、除草劑、食品添加劑和乳化劑。腸道系統長期受此影響，並進而影響到全身。我堅信，這種普遍的飲食變化，是我們愈來愈容易罹患各種慢性病的主因之一。

首先，腸道菌的生態系統幾十年來一直暴露在這種壓力下，導致它們的適應力變弱，更容易被新的流行病毒傷害，同時也威脅到腸道菌與腸道之間長期的共生關係。現代飲食不僅減少了微生物的物種多樣性，最近來自索南柏格實驗室（Sonnenburg Lab）的研究顯示，倖存在腸胃道那幾種主要菌種的豐富度也被顯著改變。[16]與傳統社會相比發現，工業化社會地區的腸道菌叢有三種微生物科減少——普雷沃氏菌科（Prevotellaceae）、螺旋藻科（Spirochaetaceae）和琥珀酸弧菌科（Succinivibrionaceae），另外有好幾種科的微生物增加。而增加的包括Akk菌（Akkermansia muciniphila）。這幾種特定的微生物住在大腸的黏液層，有能力分解構成腸道黏液的醣分子。飲食西化，膳食纖維的攝取量大量減少（哈札人吃進的纖維量平均是美國人的十倍），於是在缺乏膳食纖維的情況下，這些微生物轉而以黏液層為生，進而破壞了腸道菌和腸壁之間的障壁，導致層壁變得更薄、更無效。

腸道菌相隨著我們從狩獵採集到農業再到工業化社會的變遷而演化，但其實腸道菌在工業化農業出現之前，就已經擁有了適應環境的能力。過去，人類四處遷移，飲食也是根據當季和當地取得的不同食物而定，因此腸道菌會去適應這些變化。然而，幫助我們適應環境的腸道菌如今可能正在損害我們的健康。腸道菌為了適應環境的巨大變化，與人類生理的其他部分愈來愈不協調，尤其是較為靜態的腸連結體。這種協調失靈的情形引發了腸道免疫系統失調——不僅會導致急性免疫反應，引發自體免疫疾病和過敏，也會導致我們在代謝症候群和某些腦部疾病中常見到的低度慢性免疫反應。

這些傷害不能光是歸咎於飲食習慣。現代化，包括醫學的有效進步，導致我們開始濫用抗生素和防腐劑，而衛生水準提高（飲用水中的益菌減少了），與土壤和農場動物的接觸頻率變少，以及愈來愈多人採取剖腹產，都促成了當前腸道菌相的變化。事實上，現在已經有充分證據顯示，[17]在生命最初的一千天裡接觸抗生素、壓力和營養不夠，會一輩子改變你的腸道菌相。[18]

我們無法讓時光倒流或逆轉現代化，但我們可以改變飲食。改變飲食習慣、沒必要時避免使用抗生素、調整生活方式，例如減少慢性壓力和多運動，都是一些強大且有效的方法，讓我們從這場壓倒性的慢性疾病危機中奪回控制權。

我們能否檢查一個人的腸道菌相健不健康？

來找過我的每一位患者，幾乎都希望我能檢查出他們是否擁有健康的腸道菌相。不僅如此，他們也希望我能建議他們哪些益生元和益生菌是最好的，以精準解決任何不足之處。唉，事情沒那麼簡單。

愈來愈多公司聲稱他們可以為患者提供「微生物指紋」（microbial fingerprint），比如DNA測試、腸道中微生物的類型及數量的數據，以及評估微生物的功能，藉此提供個人診斷和治療建議。

五十三歲的記者莎拉，就是個很好的例子。她是一名好奇的病人，對自己棘手的症狀感到沮喪，於是決定親手解決問題，把自己的糞便樣本送去分析。莎拉來找我諮詢的時候，正在治療持續腹脹和水腫的毛病，以及令她沮喪的莫名其妙增加的快七公斤體重。

她之所以覺得困惑，是因為雖然她的飲食包括了紅肉、含糖飲料，以及義大利麵及米飯等澱粉類，但她發誓在過去幾年裡她並沒有真正改變她的飲食習慣。她同時也患有一些恍惚的症狀，比如她所說的「腦霧」和精神不濟。她提到她對某些食物過敏，包括麩質、乳製品、扁豆，以及她對多年來開立許多藥物的過敏。

在網路上研究了她的症狀後，莎拉確信這些健康問題與她不健康的腸道和腸道菌相有關。她迫切地想弄清是哪裡出了問題，也想知道如何減輕多餘的體重。她來找我之前，已經看過兩位腸胃專科醫師。第一位醫師診斷她的症狀是小腸細菌過度增生（SIBO）和「腸漏症候群」。這位醫師開了利福昔明（Xifaxan）的抗生素療程，這是一種不被腸道吸收的抗生素，經常用於治療腹脹症狀。服用抗生素後，莎拉暫時覺得好了很多——她的腹脹消退了，覺得精力充沛——但這兩種症狀在療程結束的幾週後再次復發。第二位醫師建議莎拉嘗試低FODMAP飲食法——減少攝取在腸道中會發酵的寡醣、雙醣、單醣和多元醇的飲食——這種飲食法在有腸躁症和容易腹脹的患者之間，變得愈來愈流行。[19]這種飲食剝奪腸道菌的主要食物來源，移除了會在腸道中發酵的短鏈碳水化合物，例如在豆類和其他蔬菜等植物纖維中找得到的那些，進而減輕了她因為腸胃過敏而脹氣的情形。莎拉注意到脹氣的症狀有所改善，但效果不足以讓她繼續實行這種限制飲食。

莎拉還給我看了兩份她的糞便腸道菌相所分析出來的診斷測試報告，一份來自「美國人腸道計畫」（American Gut Project），另一份來自一家Viome的公司。近來，我的患者前來看診時，經常拿著類似這些報告或其他關於他們腸道菌叢的商業分析，希望我可以幫助他們解讀結果，並且提供客製化的診斷治療。但直到目前為止，這些檢查跟透過抽血報告檢查膽固醇或血糖並非同一回事。正如我對莎拉解釋的，我們的科學尚未達到那一步，儘管這些報告中能收集到引人注意且實用的訊息。

首先，我查看了她那份美國人腸道計畫的檢測結果。該計畫是一項眾包全球公民的科學研究，由微生物體研究先驅勞勃・奈特博士（Rob Knight）和加州大學聖地牙哥分校的傑克・吉伯特博士（Jack Gilbert），於二〇一二年共同創立。我常建議我的患者把自己的糞便樣本寄給美國人腸道計畫。參與者捐款九十九美元，便會收到一個收集糞便樣本的工具包。同時，每個人要填寫一項問卷調查，包括一般健康狀況、疾病史、生活方式和飲食習慣的問題。作為回報，患者會收到一份附有圖表的簡短報告，詳細說明他們腸道中主要住著哪些菌群，以及他們相較於全世界其他一萬兩千人左右的檢測結果差別在哪裡，還有他們與其他性別相同、年齡相似或飲食雷同的人比較後的結果。（甚至還有一張圖表，將客戶的腸道菌叢與知名作者麥可・波倫極其健康的腸道菌叢進行對比！）該報告還會顯示四種數量最多的分類群和四種最豐富的腸道菌，這表示受試者的飲食中擁有最多它們喜歡的食物。為了找出住在受試者複雜樣本中的細菌有哪些，豐富度又是如何，美國人腸道計畫使用了標準分析技術測試16S rRNA，這是一種原核生物（prokaryotes）特有的遺傳標記，而所謂的原核生物指的是沒有細胞核的單細胞生物——細菌和古菌（archaea）。我相信，如果想知道一個人腸道中微生物的多樣性和豐富性，這是個便宜又可靠的測試。

然而，千萬別忘了，這項計畫的目的不是為了提供患者一些參考資訊，而是為了讓科學界對人類的微生物體獲得進一步的理解——哪些類型的細菌生活在何處、每種細菌的數量，以及它們是如何被飲食、生活方式和疾病影響。換句話說，這個研究計畫並沒有宣稱他們的結果有助於解釋症狀或提供特定療法。美國人腸道計畫所收集的所有數據都開放給大眾使用，提供全世界的研究人員挖掘探索，希望能在個人的腸道菌組成及其飲食方法、運動習慣、抗生素使用與否和生活方式等因素之間，找到有意義的關聯。

我們一起讀她的檢測報告時，我很清楚莎拉的數據挺典型的。她和數據庫中所有其他受試者的平均結果很相似，數量較多的腸道菌主要是厚壁菌和擬桿菌。而厚壁菌又比擬桿菌多得多，與莎拉高脂肪、低纖維的標準美國飲食一致。更重要的是，四種最豐富的分類群鑑定出來的是擬桿菌屬、瘤胃球菌科、糞桿菌屬和布勞特氏菌屬——所有分類群都是在健康腸道中會找到的。

我懷疑莎拉正處於更年期，卵巢分泌的雌激素愈來愈少，雖然這並沒有反映在她的報告中。體重增加和腹脹通常與更年期有關。遺憾的是，這些惱人的症狀並沒有簡單的解釋或治療方法。不過，最近我的研究小組獲得了美國國立衛生研究院的資助，開始著手研究腸道菌相與更年期女性的性荷爾蒙發生劇變之間的關係。這項研究的目的是為莎拉遇到的這類難題發展出更有效的治療方法。

我向莎拉提及這項研究，告訴她事實上有證據顯示腸道菌相與調節體內雌激素的濃度之間，有著複雜的關聯。其他研究顯示，腸道菌相是循環溝通系統的一部分，女性的性荷爾蒙、肝臟、腸道和身體的許多其他部位都包含在內。[20]如果這個系統出現變化，例如雌激素濃度下降，或能夠分解雌激素的腸道菌數量改變，將會改變這種溝通，並可能導致像莎拉那樣的症狀。

雖然覺得科學很有趣，但莎拉仍想要一個可以遵循的計畫來緩解她的症狀，所以我們又看了她的第二份來自西雅圖公司Viome的分析報告。他們不是單看腸道中各種微生物的相對比例，而是分析微生物的實際基因表現，目的是為了精準提供客製化的飲食建議。根據Viome公司的說法，他們的最終目標是找出根本原因來預防慢性病，甚至讓病情逆轉。而他們認為根本原因，就是腸道菌相的失衡、發炎和生態失調。

Viome的分析報告專注在微生物的功能上，這是我們現在能夠分辨腸道菌相是否健康的方法之一。他們使用一種叫做「總體轉錄體學」的頂尖分析方法，研究所有腸道基因和人類基因合成的RNA（核糖核酸）分子產物。這是評估腸道菌功能的絕佳方法，因為腸道菌用來與彼此和全身溝通的分子，必須藉由腸道基因轉錄成RNA的步驟所生成。

Viome公司的「腸道智力測驗」對一系列的腸道功能進行評分，並協助標記為良好或需要改進。這些腸道功能大致

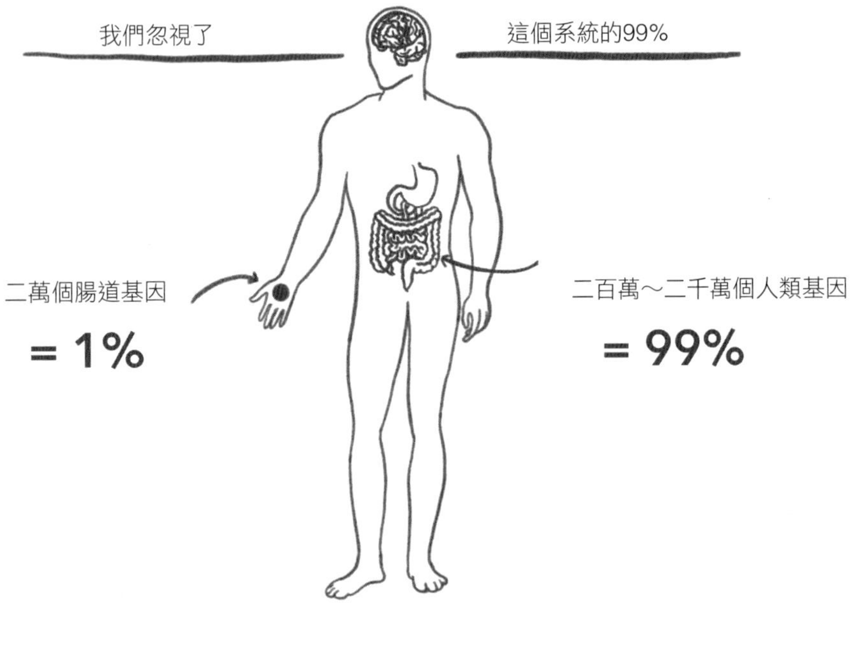
我們忽視了
這個系統的99%
二萬個腸道基因
= 1%
二百萬～二千萬個人類基因
= 99%

分成以下幾個主題，像是消化效率、腸壁健康、總產氣量、蛋白質發酵能力和代謝健康等等。莎拉的「腸道健康報告」顯示她在腸壁健康、發炎指數和總產氣量這些分數上需要改進。

Viome結合分析技術與人工智慧（ＡＩ），提出了客製化的食物建議。他們把食物分類成：超級食物、盡情享用、盡量少吃和避免食用。他們同時也會推薦特定的營養補充品、益生元和益生菌。根據Viome的說法，他們已經使用成千上萬人的腸道菌相數據來訓練他們的ＡＩ引擎，因此能夠準確預測哪些食物和營養品最適合某個特定患者的腸道菌相。

雖然我相信Viome用來分析腸道菌功能的方法是最先進的，而且優於其他類似的糞便測試，但目前來說，他們提供的客製化飲食和營養補充品建議，並不是依據公開的科學，或醫學期刊上發表過的精心臨床實驗。因此，我不認為這些是最好的建議。然而，我相信在不久的將來，像Viome這樣的方法對於預測、診斷和治療慢性疾病擁有巨大的潛力，並能迎來客製化醫療的新時代。

與此同時，我告訴莎拉，在科學界發表夠多的科學證據支持這些建議之前，我其實比較喜歡一種行之有年的老派方法。先從以植物為主的飲食開始，因為這種飲食已經明確顯示與健康狀況相關，而且也有愈來愈多的研究證明對各種慢性病有明顯的健康上的好處。

其中最好的例子，就是傳統的地中海飲食。採取這種飲食時，請仔細注意那些經常引發消化道症狀的食物，然後開始盡量少吃，或在必要時完全不吃。乳製品和豆類會增加產氣量，通常被認為是症狀觸發因素——這並不意外，因為大多數成年人沒有分解乳糖的乳糖酶，而且有些豆類的代謝物容易增加大腸的產氣量。像優格或克菲爾酸奶這類的發酵乳製品，通常最不容易引起脹氣。我也建議莎拉少吃所有的動物性產品，包括乳製品和紅肉。以植物為主的飲食提供了來自各種植物的大量纖維，不僅可以增加腸道菌的多樣性和豐富度及其產生的代謝物分子（包括促進健康的短鏈脂肪酸），還可以降低總卡路里的攝取量，因為這些食物的熱量密度較低；換句話說，每單位重量含有比較少的卡路里。

讓我以碳水化合物為例來說明這一點。如果你吃下一百克不含任何纖維的精製糖，而它每克的熱量密度為四卡，你等於吃下四百卡的熱量，因為所有的糖都會在小腸前段迅速吸收。這些熱量不會到達大腸中的腸道菌，也無助於它們的多樣性。另一方面，如果你攝取一百克富含纖維的複合碳水化合物——像是地瓜、全麥麩或燕麥麩、古穀物或野米，這些食物的熱量密度都較低——你會吃下大約七十卡的熱量，或精製糖六分之一左右的熱量，而這些複合碳水化合物中的纖維，將為腸道中各種不同的腸道菌提供食物。

除了地中海飲食外，我建議莎拉在她的日常飲食中添加自然發酵的食物或飲料，開始進行適度的規律運動，並挑選一個禮拜的某一天進行限時進食法（我將在第七章詳細討論）。我成功說服莎拉，她的腹脹症狀和體重增加有一個相當簡單的解決方案。她一直仰賴昂貴的測試和益生元及益生菌膠囊。②我協助她客製化她的飲食，幫她減少每日的卡路里攝取量，同時增加她腸道菌相的多樣性和豐富度。

② 益生元是一些難以消化的纖維和其他食物成分，可以促進腸道內有益微生物的生長。益生菌則是微生物本身，投用足夠的量時，會給宿主帶來健康上的好處。

第4章　壓力和腦部疾病

憂鬱症、帕金森氏症和阿茲海默症等精神和神經系統方面的疾病，是所有疾病中最折磨我們的難題。不同於其他慢性病，例如第二型糖尿病、肥胖症、代謝症候群和心血管疾病，這些疾病發病時並沒有簡單明瞭的軌跡可以遵循。許多精神疾病的診斷分類已經隨著時間有所改變，所以過去七十五年來，並沒有發展出準確判斷其盛行率的方法。儘管存在這些侷限，但研究顯示，罹患憂鬱症的年輕族群，以及罹患帕金森氏症、阿茲海默症和泛自閉症障礙的整體族群都有持續增加的現象。[1]然而，在這些與代謝、認知、精神和神經系統相關的疾病中存在著一個共同因素：腸道菌相。

最近的研究顯示，患有代謝、心血管和情緒障礙疾病的人，罹患神經退化性腦部疾病的風險，也會大幅增加。[2]而所有這些疾病也都存在腸道菌相和腸道免疫系統之間互動改變，而引發的低度慢性發炎。[3]我相信與腦部疾病相關的危險因子——由慢性發炎所導致的神經細胞發炎和血管狹窄，是我們的大腦－身體網絡在過去七十五年中出現變化而產生的。正如許多代謝方面疾病是因工業化造成破壞——心臟和肝臟疾病及某些形式的癌症都是，腦部疾病也不例外。

慢性壓力和腸腦菌網絡

在上一本書《腸道・大腦・腸道菌》中，我介紹了大腦和腸道會透過腸腦菌軸（brain-gut-microbiome axis）進行雙向溝通的概念。我順應網絡科學的理論，把這個概念稱之為腸腦菌網絡（brain-Gut-Microbiome Network），或BGM網絡。這個網絡是大腦－身體網絡中的一小部分（如次頁圖所示）。BGM網絡的溝通是循環的；訊息沿著兩個主要軌跡，在多個反饋迴路中發送——從腸道及腸道菌相發送到大腦（由下而上的溝通），以及反方向從大腦發送給腸道和腸道菌相（由上而下的溝通）。這種雙向溝通深深影響了腸道和大腦的健康。

現代生活方式助長了腸道和腸道菌相之間的互動失去協調，對大腦也造成了類似的差異，導致另外一種失調——即我們古老的壓力反應系統，和與日俱增、但不危及生命的現代壓力，兩者之間的失調。危及生命的緊急危險，偶爾會觸發我們神經系統的戰鬥或逃跑反應，這種反應曾經把我們的祖先從掠食者手中拯救出來，並且對人類物種的生存至關重

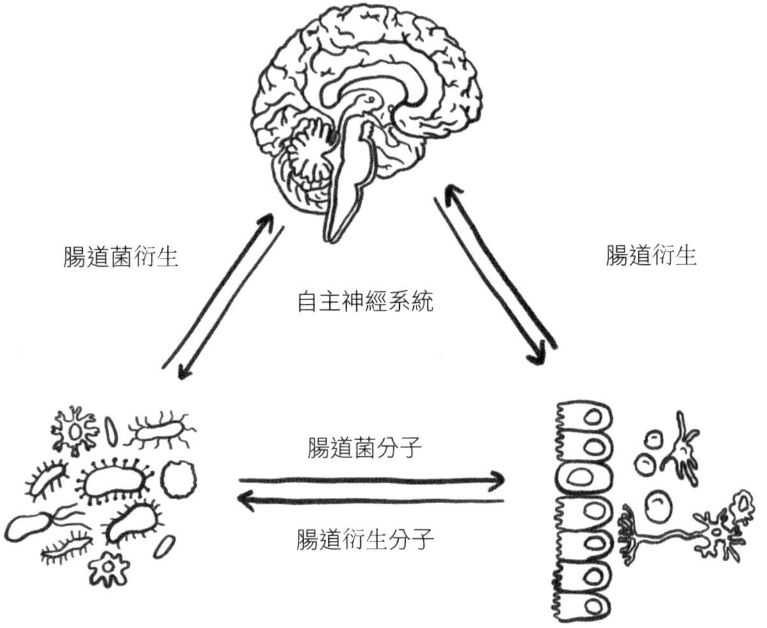

要，但今天這種反應往往是由不太嚴重的威脅觸發的。這種高程度的生理壓力和慢性焦慮已經產生嚴重的後果，例如破壞了腸腦菌網絡重要的溝通線路。

許多研究證明了急性和慢性壓力會對這個網絡產生影響，包括減少乳酸桿菌的豐富度，而乳酸桿菌是維持腸道健康的重要微生物屬。[4]

釋放到腸道裡的正腎上腺素等壓力因子會觸發微生物基因活動，增加細菌與腸道免疫系統的接觸。更有研究證明壓力會改變腸道的收縮蠕動，影響腸道內容物穿過不同區域所需的時間，進而影響腸道菌的棲息地和食物供應。此外，壓力已證明會增加腸漏症的風險，產生眾所周知的「腸漏」現象，也會進一步導致腸道免疫系統啟動低度的免疫反應。[5]

顯然，腸道健康出現異常，不全然是飲食不健康所導致的，部分原因也可能是大腦發送給腸道的慢性壓力訊息，改變了腸道菌的訊息傳遞分子，訊息傳遞分子再向大腦發送要警覺的反饋造成的。複雜的腦部疾病無法以簡單的線性概念充分解釋，而是需要更全面的網絡科學視角，這意味著慢性壓力和焦慮加上不健康的飲食和缺乏規律運動會互相加強，對腸道健康產生不良影響。這種對腸腦菌網絡的雙重影響，在大腦、腸道及腸道菌相之間，創造了一個持續且不斷變化的反饋迴路。

然而，儘管我們都暴露在工業化帶來的相

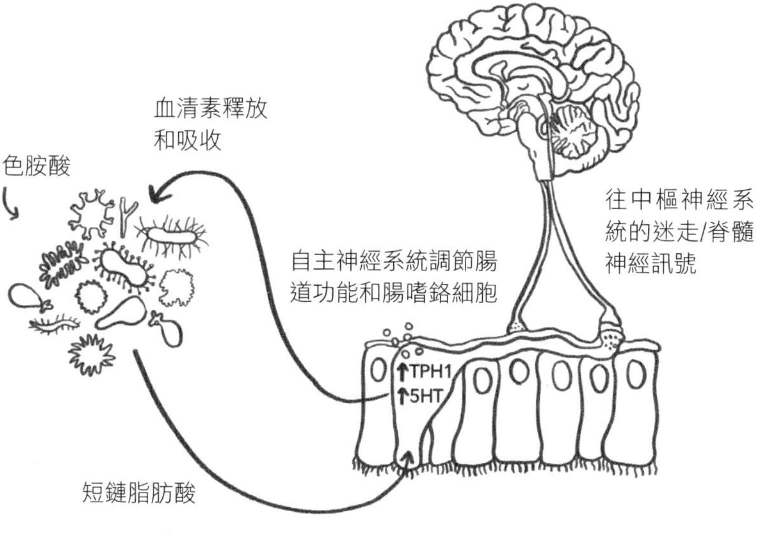

同變化下，但並非所有人都會罹患慢性腦部疾病。一個人是否容易罹患神經系統方面的疾病，受到遺傳和早年表觀遺傳設定的影響。這些因素決定了每個人腸腦菌網絡的結構，也決定了這輩子是否容易受網絡失調的影響。

雖然這些研究成果主要是來自實驗動物，但在過去十年裡幾乎所有腦部疾病的發展，都與腸道菌相的改變有關——從厭食症到思覺失調症。我在這裡著重其中三個疾病在最近所做的研究，分別是憂鬱症、神經退化性疾病（帕金森氏症和阿茲海默症）和神經發育相關疾病（泛自閉症障礙）。近幾十年來，這些疾病的盛行率不僅穩步上升，而且與腸道菌相的變化和慢性壓力有明確的關聯。

憂鬱症

十五年前左右，科學家、研究人員、新聞媒體和一般民眾對腸腦互動這個新觀念愈來愈有興趣，幾乎全心全意專注在了解為什麼腸道菌相的改變會助長那麼多腦部疾病。這在很大程度上是根據動物研究結果發展出來的思維，例如有些研究顯示完全沒有腸道菌叢的「無菌」小鼠會表現出情緒異常的行為，以及學習和記憶方面的缺陷。[6]這些令人大開眼界的研究，顯示大腦從腸道及腸道菌接收到的訊號，可以調節大腦的功能和行為。研究人員繼續卯足全力，企圖了解如果腸道菌相的數量、多樣性或功能出現變化，是否在某種程度上與重度憂鬱症有關。

近年來，在這些研究之後，又進行了一連串引人注目的實驗，在這些實驗中，憂鬱症患者的糞便被移植到無菌小鼠或進行抗生素治療的大鼠體內。這些動物開始出現患有憂鬱症的人類經常出現的各種沮喪跡象。[7]這些實驗帶領我們邁出了一大步，明確地證明了移植人類糞便中的腸道菌及其代謝物到小鼠的體內，可以改變牠們的行為和大腦的生化反應，但我們仍未確定是這些代謝物自己，或是結合了其他分子的代謝物（如發炎訊號分子），是導致人類罹患憂鬱症的確實主因。

儘管如此，許多研究人員仍在繼續尋找一種普遍會有的「憂鬱症腸道菌特徵」，認為腸道菌叢產生的特定代謝物可能與人類的憂鬱症有關，而不是將憂鬱症視為是生理系統失調的緣故，其中又以腸腦菌網絡最為重要。幸運的是，最近有一些研究特別關注在「由下而上」的溝通，進一步幫助我們對憂鬱症有更清楚的認識。

二〇一五年，中國杭州浙江大學傳染病診治國家重點實驗室裡由蔣海寅帶領的研究小組證實，只需要根據腸道菌的組成，就能判斷研究對象是否有憂鬱症狀。[8]更具體地說，當研究人員拿四十六名重度憂鬱症患者和三十名沒有憂鬱症的健康對照組的糞便樣本，比較當中的微生物時，發現憂鬱症患者的擬桿菌門、變形菌門和放線菌門的比例偏高，而且厚壁菌門中的糞桿菌屬變少了。正如我們觀察哈札人的腸道菌相時所發現的，厚壁菌門的豐富度高，通常是健康腸道的象徵，並且也與抗發炎的特性有關。研究人員發現，糞便中這些益菌愈多，患者的憂鬱程度就愈低。

二〇一六年，另外兩項實驗進一步證實了此一發現。其中一項實驗由中國重慶各科研機構的研究人員合作完成；另一項實驗則由科克大學（the University College Cork）愛爾蘭APC微生物群研究所（APC Microbiome Ireland）的研究人員完成。研究人員將重度憂鬱症患者的糞便移植到無菌小鼠（在中國研究中）和進行抗生素治療的大鼠（在科克研究中）體內；換句話說，這些動物都沒有完整的腸道菌相。研究人員的目的是想證明，從憂鬱症患者中發現的改變的腸道菌相，是直接導致他們情緒低落的原因。[9]在這兩項實驗中，接受糞便移植的動物都表現出類似憂鬱症的症狀；換句話說，牠們的行為反映了憂鬱症患者會有的特徵。此外，「憂鬱」小鼠的微生物基因也出現干擾，就像在憂鬱症患者身上觀察到的那樣。兩項研究都顯示，憂鬱症患者腸道裡的某些腸道菌代謝物，例如色胺酸代謝物犬尿胺酸，會影響小鼠的舉止，讓牠們出現焦慮的行為和想法。

然而，對憂鬱症患者和健康對照組的腸道菌組成，這三項研究都得出了不同的比較結果，有時甚至相互矛盾。舉例來說，其中一項研究報告發現憂鬱症患者的擬桿菌數量有變少，這與蔣海寅更早之前的研究結果相反。換句話說，這些研究人員都找不到憂鬱症有哪些普遍的微生物特徵，無法證明哪些特定的腸道代謝物與憂鬱症之間存在直接聯繫。

我認為從實驗小鼠的研究結果能獲得的資訊有限，老鼠和人類的差別實在太大了。實驗室的小鼠是近親交配，牠們在基因上幾乎沒有差異。牠們都在相同的條件下長大，吃相同的食物，生活在相同的溫度下，經歷相同的早年生活環境。此外，用來做糞便移植的少數幾種實驗菌株，是從上百種不同的菌株裡挑選出來的，每一種的生理機制、腸道菌組成、訊息傳遞分子和神經活性代謝物都大不相同。而且重要的是，人類大腦的複雜性及產生情緒的方式，與小鼠大腦有很大不同。

相對的，參加這些研究的人類在各方面都不相同——無論是基因、居住環境或腸胃裡的腸道菌，更別說他們的飲食和生活經歷也大不相同。從一小群無菌小鼠身上獲得的觀察結果，必須再從數以萬計的患者身上持續評估確認，研究人員才能夠合理得出明確的結論。不過幸好，幾項針對腦部疾病的大規模研究正在進行中，我將在本章後面討論它們。

想證明腸道菌在分解食物時產生的一些訊息傳遞分子可能與憂鬱症有關（例如胺基酸和分泌到腸道中的分子，膽汁酸、荷爾蒙等），著實不是一件簡單的任務。然而，唯有我們能夠充分了解這些成分如何影響腸腦菌網絡的功能時，這些研究結果才有意義。我們已經知道，在這個複雜網絡中參與溝通的，包括腸道菌直接製造的數千種分子，還有源自腸道免疫系統與腸道菌互動時產生的眾多發炎因子。然而，想要理解這種溝通方式的精確密碼，我們仍有很長的路要走，想要找出治療目標就更遙不可及了。

最近針對神經傳導物質血清素的研究，就採取了這種系統化的方法，並取得了驚人發現。大多數的血清素是在腸道菌相的幫助下於腸道中產生的，不過大腦也可以獨立產生少量的血清素。眾所周知，血清素是一種很重要的分子，具有調節睡眠、提升忍痛度、抑制食欲及其他重要的功能。血清素也與幾種腦部疾病有關，特別是憂鬱症和泛自閉症障礙。腸道中的血清素有助於調節腸道蠕動和分泌功能。腸道血清素由色胺酸和另外兩種具有神經活性的色胺酸代謝物——犬尿胺酸（kynurenine）和吲哚（indole）所組成，是腸腦菌網絡中研究最廣泛的訊號分子之一。[10]

儘管血清素對於修正腦部功能具關鍵作用，但只有不到五％的血清素儲存在腦部，並由腦部產生。這些少量的血清素可以在腦幹神經細胞中找到，往上送至腦部所有區域，往下送至脊髓；由於傳送廣泛，因此血清素對神經活動和行為擁有相當深遠的影響。血清素的影響力，在負責調節情緒的網絡占有舉足輕重的地位，所以也能幫助調節我們的情緒。

選擇性血清素回收抑制劑（selective serotonin reuptake inhibitors，簡稱ＳＳＲＩｓ）使用的就是這個假設原理。這是一款經典的抗憂鬱藥物，普遍認為是治療憂鬱症最有效的藥物介入。製作ＳＳＲＩｓ的用意，是為了增加腦部各區域的血清素濃度。

體內另外九十五％的血清素，是由腸道內壁的特殊細胞所儲存和分泌的，這種細胞稱為腸嗜鉻細胞（enterochromaffin cells，簡稱ＥＣＣ），是血清素的倉庫，同時也可以在腸神經系統裡少數的神經細胞中找到。腸嗜鉻細胞分布於整個小腸和大腸之中。

腸嗜鉻細胞受到腸道菌或在小腸裡移動的內容物刺激時，就會在腸壁中分泌血清素，傳至感覺神經末梢，同時進入循環系統和腸腔中。然而，雖然分泌出來的血清素對腸道有強大的影響，也間接影響到大腦，但很少有血清素進入血液，因為一下子就會被腸嗜鉻細胞和血液中的血小板給吸收。此外，血清素無法通過血腦屏障（blood-brain barrier）——血腦屏障是一層細胞，可將血液中的多數分子拒於大腦外。然而，腸道中釋放的血清素會對大腦功能產生重要影響，因為腸道分泌血清素的主要目的地是迷走神經的感覺末梢。感覺末梢受到刺激時，會朝大腦的情緒調節網絡發出遠距的迷走神經訊號，[11]血清素就是以這種方式向大腦傳遞訊息的。

儘管科學界長期以來都認為腦部和腸道產生的血清素是截然不同的，但最近的研究顯

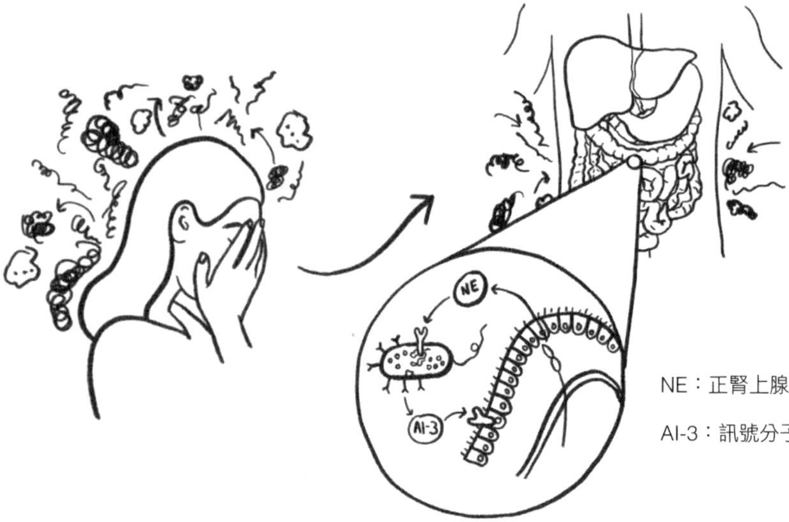

NE：正腎上腺素

AI-3：訊號分子

示，腸道菌對我們所吃的食物進行反應時，會影響腸道中血清素的合成和分泌，這麼說來，這些微生物的活動，可能對我們的大腦和體內許多重要功能具有重大的影響，例如忍痛度、睡眠和食欲。[12]我們吃的食物、腸道菌和腸道之間的交流是雙向的。腸嗜鉻細胞分泌血清素的過程中，腸道菌提供了重要的刺激。這種血清素有部分會進到腸道內部（即腸腔），進而影響到腸腔內的腸道菌。最近的研究顯示，這種腸腔血清素是腸道菌相和腸道細胞之間的重要介質。

研究人員為了進一步了解腸道菌是如何調節血清素和其他色胺酸代謝物，他們使用的方法之一，是拿無菌小鼠和正常實驗小鼠做比較。在其中一項研究中，科學家發現相較於擁有正常腸道菌相的小鼠，無菌小鼠循環系統中的血清素含量僅有正常小鼠的一半。此外，血清素濃度較高的正常小鼠，分泌血清素所需的基因表現也較豐富。這些研究發現證明了某些腸道菌負責調節血清素的合成，以及整個腸－腦網絡的血清素訊息傳遞。

我的同事兼合作夥伴蕭夷年博士，是加州大學洛杉磯分校整合生物學和生理學系的助理教授，她在一系列巧妙的實驗中，成功證明了短鏈脂肪酸（腸道菌分解膳食纖維後的產物）和次級膽酸（促進脂肪吸收的腸道菌代謝物）負責腸嗜鉻細胞將近一半的血清素合成。這項出人意料的研究成果，是透過讓腸道菌刺激腸嗜鉻細胞內的某種特定酶而完成的。這項研究率先證明了腸道菌能夠把食物中的色胺酸分解成血清素。根據蕭博士對小鼠的研究結果，腸道菌遇到的色胺酸愈多——如巧克力、燕麥、椰棗、牛奶、優格、茅屋起司、紅肉、雞蛋、魚、家禽、芝麻、鷹嘴豆、杏仁、葵花子和南瓜子都含有色胺酸——這些腸道菌就能刺激腸嗜鉻細胞分泌更多的血清素。換句話說，我們餵腸道菌愈多源自植物纖維的複合碳水化合物和富含色胺酸的食物（如起司和巧克力），這些腸道菌就能刺激愈多的腸道血清素分泌，進而對全身產生諸多好處。儘管如此，雖然這個周邊系統的生產力很高，但沒有證據顯示從腸嗜鉻細胞直接釋放到血液中的血清素可以穿過血腦屏障。

我們吃的食物、我們餵給腸道菌的食物，和腸道菌對腸道分泌血清素所發揮的作用，上述所提到這三者之間的關係，只是故事的第一部分。蕭博士最近的研究揭露了一個引人入勝的轉折：受到腸道菌刺激而分泌的血清素，反過來也會影響腸道菌本身。蕭博士發現某些腸道菌的細胞膜存在一種分子，非常類似血小板和腦細胞的細胞膜中，某種能夠促進這些細胞吸收血清素的分子。這種血清素轉運體與大腦神經細胞表現的分子相同，是抗憂鬱藥——如Celexa和百憂解——的標靶。[13]

換句話說，腸嗜鉻細胞釋放到腸腔中的血清素可以被腸道菌吸收，進而改變它們的行為。早期的小鼠研究已經顯示，急性壓力（acute stress）可以促使血清素釋放到腸腔中，[14]但在微生物學出現之前，科學家很難為這個發現提出合理原因。不過，現在我們已經知道大自然為什麼想要讓腸嗜鉻細胞、腸腔和腸道菌這麼溝通的原因。腸道菌不能從色胺酸身上製造血清素。只有腸嗜鉻細胞和大腦細胞有能力轉換，因此腸腔是腸道菌唯一的血清素來源。雖然腸道菌吸收血清素對我們的健康是好是壞仍是未知數，卻導致一個引人興趣的推測，也就是抗憂鬱藥不僅會影響到大腦，也會增加腸腔的血清素含量，間接影響腸嗜鉻細胞和腸道菌之間的溝通。根據服用抗憂鬱藥SSRIs的病患回饋，腸道中的血清素濃度增加，不只是會出現常見的腸胃道副作用，也會影響到治療憂鬱症時的一些臨床特徵。舉例來說，個體之間腸道菌相和飲食習慣的差異，可能是服用這種藥物時會出現不同反應和副作用的原因，也可以解釋初期的治療效果緩慢，和最後一次給藥後效果仍能持續很長一段時間的原因。此外，腸道菌相參與血清素生理學，可以解釋為什麼把飲食介入作為藥物的補充劑，對於像莎拉這樣的憂鬱症患者有益。

科學顯示，腸道菌相不僅是刺激腸嗜鉻細胞分泌血清素的關鍵因素，更普遍參與了色胺酸分解為神經活性分子的過程。其中一個與大腦功能和腦部疾病直接相關的化合物，就是色胺酸的代謝物——犬尿胺酸。腸道中，犬尿胺酸是由色胺酸靠著吲哚胺2,3-雙加氧酶（indoleamine 2,3-dioxygenase，簡稱ＩＤＯ）合成的。[15]這種腸道酶和犬尿胺酸的生成，受到腸道健康和某些腸道菌活性極大的影響。厚壁菌門的某一科微生物對於調節腸嗜鉻細胞的血清素合成具有至關重要的作用，然而是另一種微生物（乳酸桿菌，厚壁菌門的另一個成員）決定了有多少色胺酸轉化為犬尿胺酸。

雖然大多數讀者都對色胺酸和「快樂分子」血清素很熟悉，但很少有人聽說過犬尿胺酸。但它跟慢性壓力一樣，對我們的身體和大腦同樣影響甚劇。大量科學期刊都有提到，犬尿胺酸的失調與多種腦部疾病有關，包括憂鬱症和阿茲海默症。例如，小鼠、大鼠、靈長類動物和人類的慢性壓力，已證實會降低乳酸桿菌的豐富度。[16]在大鼠實驗中，已經顯示這種豐富度的減少，會降低動物將色胺酸分解成血清素的能力。伴隨慢性壓力而來的是

IDO酶的增加，這又進一步造成犬尿胺酸的增加，但與血清素不同的是，犬尿胺酸可以從血液自由進入大腦。犬尿胺酸在大腦中的濃度增加，最主要的一些影響是導致神經細胞發炎和神經退化，兩者都與某些形式的憂鬱症和阿茲海默症有關。[17]此外，由於犬尿胺酸與色胺酸爭相穿過血腦屏障的緣故，腸道中產生的犬尿胺酸愈多，大腦中可用於製造血清素的色胺酸就愈少。犬尿胺酸與血清素的比例升高，也與阿茲海默症和某些形式的憂鬱症有關。結論是，為了促進腸道菌的豐富度和功能，減少色胺酸轉變為犬尿胺酸的量，進而讓血清素合成達到平衡，我們必須減少慢性壓力和改變飲食。目前許多研究正在進行中，以確定減少壓力和改變飲食是否可能對一些腦部疾病產生治療作用。

雖然食物色胺酸是由腸道細胞分解成血清素和犬尿胺酸，並且是藉由腸道菌調節，但只有腸道菌本身有辦法把色胺酸分解成另一組代謝物，吲哚。吲哚是一大群息息相關的化合物，在人體和大腦中擁有各式各樣的功能。例如，我實驗室的學生研究員瓦迪姆・奧薩奇（Vadim Osadchiy）最近證明了有一種吲哚代謝物可能有助於調節負責支配食欲的大腦網絡。[18]另一種叫硫酸吲哚酚的吲哚最近受到關注，因為它可能對泛自閉症障礙、阿茲海默症和憂鬱症的發展，有一定的影響力。[19]

最近發現這當中的許多色胺酸代謝物與好幾種大腦疾病和腸道疾病有關，這強化了這樣一個概念：由腸道菌分解色胺酸所產生的分子對我們的腸腦菌網絡有著至關重要的作用，而這種複雜溝通系統之所以改變，可能是因為不健康的飲食、慢性壓力造成的，或兩者兼而有之。

神經退化性疾病

阿茲海默症和帕金森氏症，是世界上兩種最普遍的神經退化性疾病。阿茲海默症的主要特徵是記憶力減退，而帕金森氏症的症狀則與運動有關，像是顫抖和動作緩慢。儘管表現方式不同，但這兩種疾病的特點是大腦存在某些異常蛋白質——阿茲海默症的是β-類澱粉斑塊（beta-amyloid plaques）和tau蛋白組成的神經原纖維纏結（tau-neurofibrillary tangles），帕金森氏症的則是α-突觸核蛋白（alpha-synuclein）形成的路易氏體（Lewy bodies）。然而，這兩種疾病有許多相同的症狀，例如憂鬱、焦慮、睡眠異常和認知障礙。之所以有部分症狀重複，其中一個可能的解釋涉及腦幹裡的一個微小結構，藍斑核（Locus Coeruleus），簡稱藍斑，它負責產生荷爾蒙和神經傳導物質正腎上腺素，對調節注意力、精神和情緒很重要。研究人員認為，藍斑核的退化，可能是阿茲海默症和帕金森氏症患者都受到神經精神障礙之苦的主要原因。[20]

在大腦的同個區域還有另一個結構，與藍斑核密切相關，稱為孤束核（nucleus tractus solitarius），顧名思義就是「孤獨的束狀神經核」。這種結構接收來自迷走神經的感覺訊號，迷走神經是大腦、腸道和腸道菌三者之間的主要溝通途徑。研究顯示，帕金森氏症患者的孤束核已經出現神經退化的現象。[21]

藍斑核和孤束核這些在腦幹裡相互連接的微小結構，是腸腦菌網絡的重要中繼站，負責在大腦和腸道菌之間不停地傳遞訊息。訊息經過這些結構時出現的變化，很可能與阿茲海默症和帕金森氏症有關。現今，世界各地的研究人員正深入探索腸腦菌網絡及沿途的這些站點。因為它們不僅與神經退化性疾病的發展密切相關，也對我們的飲食與腸道、大腦、心理健康之間的聯繫，提供了全新的驚人見解。

帕金森氏症

一般認為帕金森氏症是一種嚴重的神經系統疾病，最顯而易見的症狀是活動困難，步履維艱，但帕金森氏症患者除了肢體動作外，也患有許多與腸道相關的症狀，包括便祕和消化不良。這些症狀通常是因為自主神經和腸道神經系統的功能失常，例如廢物通過大腸的速度緩慢、胃排空食物的時間延誤，以及對腸道變得敏感，受刺激的忍受度下降等等。[22]

研究發現，排便次數減少，便祕情形愈來愈嚴重，罹患帕金森氏症的風險也會增加。這些症狀是在近四十%的患者中，最早出現的症狀之一，早在臨床上可檢測出神經疾病和運動相關症狀的十五年前就出現了。[23]

事實上，現在愈來愈多精采有趣的研究顯示，某些腸道菌相的症狀可能比大腦因帕金森氏症而出現的神經退化症狀還要早個十多年。[24]雖然臨床實驗僅限於觀察患者和健康受試者之間的差別，但研究人員有理由認為，當帕金森氏症患者體內的大量腸道菌變化發生在原本健康的人身上時，會增加罹患這種疾病的風險。舉個例子，多項研究證實，帕金森氏症患者體內普雷沃氏菌科的豐富度變少了，這一科包含普雷沃氏菌屬。[25]正如第三章討論過的，在以西方飲食為主的工業化社會中，也能觀察到這種變化。

由於普雷沃氏菌減少，連帶導致短鏈脂肪酸減少，會引發的變化包括腸道黏液分泌量變少，進而損害腸道障壁功能。隨著普雷沃氏菌變少，帕金森氏症患者從膳食纖維中產生的短鏈脂肪酸也跟著減少，但短鏈脂肪酸對腸道健康很重要，包括保持腸道障壁的完整性。[26]

迄今為止，這類觀察只能顯示飲食、腸道菌叢和疾病之間互有關聯，但未能證明腸道菌相的變化確實就是罹患疾病的原因之一。雖然主流媒體傾向將這項研究視為一大突破，但目前為止其實尚無定論。

儘管如此，研究人員發現，與憂鬱症狀上身的小鼠一樣，有類似帕金森氏症行為的小鼠在接受帕金森氏症病患的糞便移植後，情況會變得更嚴重，但在接受健康人類的糞便移植後並不會如此。其他研究顯示，腸道菌會對腸腦菌網絡產生一些負面影響，包括破壞大腦中的免疫細胞和神經細胞，破壞血腦屏障的完整性和導致腸漏。[27]有鑑於這些研究發現，我們可以推測，某些帕金森氏症患者早期出現的腸胃道症狀，可能正是腸道菌相和腸道之間互動生變的第一個指標。與大腦之間的互動也是。

研究人員最近發現，腸道菌相也可能發揮治療帕金森氏症的作用。二〇一九年，加州大學舊金山分校和哈佛大學的一群科學家，在哈佛醫學院化學和生化系的艾蜜莉・鮑斯庫斯博士（Emily Balskus）的領導下，所進行的一項研究顯示，用來治療帕金森氏症的主要藥物對患者的效果，會因為他們腸道菌的組成而異。[28]帕金森氏症在動作上的症狀——肌肉僵硬、姿勢改變、步態障礙、不自主的動作和顫抖——會在大腦特定區域缺乏神經傳導物質多巴胺的時候發生。這種疾病的主要藥物——左旋多巴（levodopa，簡稱L-dopa）進入大腦後，會被一種特定的酶分解成多巴胺。（左旋多巴可以穿過血腦屏障的保護，而多巴胺不能。）然而，實際上只有一％到五％的左旋多巴會抵達大腦，因為它會先在體內的不同地方被分解，尤其是某些居住在腸道內的腸道菌株。為了讓更多的左旋多巴進入大腦，醫師通常會開第二種藥物，卡比多巴（carbidopa），這有助於阻止左旋多巴在進入大腦之前在腸道中分解。不幸的是，我們發現對帕金森氏症患者而言，卡比多巴並不能阻止腸道菌叢分解左旋多巴。即使採取這種雙重用藥策略，仍有將近六十%的左旋多巴會被腸道菌給去活性。

在針對這一現象的調查中，鮑斯庫斯博士和她的團隊鑑定出一種叫糞腸球菌（Enterococcus faecalis）的菌種，當中某些菌株是分解左旋多巴的關鍵角色。左旋多巴在腸道中分解成多巴胺的效率，根據糞腸球菌的豐富度、基因組成和它產生的酶而大相逕庭。也由於每個人的腸道菌相不盡相同，一個人和另一個人之間共同的腸道菌株只有十%，所以帕金森氏症患者對這些治療的反應可能會有很大差異。

考慮到愈來愈多證據顯示，腸道菌能夠調節我們對許多藥物（從SSRIs到左旋多巴）的反應，加上飲食習慣又會影響我們的腸道菌組成，飲食介入可能對一些帕金森氏症和其他腦部疾病的患者有幫助。在左旋多巴療法中，有時可以針對特定的腸道菌株創造一個環境，讓藥物較少在腸道中被分解。對憂鬱症患者而言，透過地中海飲食補充SSRI可能也會產生有益的效果，改善藥物與腸道菌機制的互動。

是否可能減緩神經退化性疾病的退化速度？

自從我在《腸道・大腦・腸道菌》一書中提到一名早發性帕金森氏症患者的故事後，就有愈來愈多的患者來到我的診間尋求答案，想知道腸道及腸道菌相在這種神經退化性疾病中到底具有何種作用。他們主要想知道，能不能採取什麼措施來減緩這種潛藏性疾病的惡化。一位加州佛雷斯諾市的五十五歲農民大衛，就是這樣一位患者，儘管我們第一次見面時，他還不知道自己的診斷結果。慶幸的是，我們在他的神經系統完全表現出病徵之前，就能夠識別出他的疾病。一開始，大衛和他的妻子辛迪來到我的診所，是比較籠統地在討論他的健康狀況。交談過程中，看得出來這對夫婦已經平安度過漫長婚姻中各種必經的風風雨雨。他們坐得很近，親切地聊著他們的農場生活、三個孩子，以及最近對大衛健康的擔憂。

首先，大衛聊到他的病史。除了體重稍有增加，五年前起他的血壓和膽固醇指數也開始升高，所以目前正在服藥和家庭醫師開的他汀類藥物外，他這輩子大致上都很健康。我問起大衛和辛迪的生活習慣。雖然這個家庭運動量挺大的，但考慮到農場的工作勞累，他們總是吃典型的西方飲食，基本上以含糖麥片、培根和雞蛋為主，並經常食用紅肉、馬鈴薯和麵包。他們坦承飯桌上很少出現沙拉和其他的蔬菜。

大衛補充說，儘管他過去從未有過排便上的問題，最近卻注意到排便狀況愈來愈不規律。有時甚至整整一、兩天沒有排便。「我不是很擔心，」大衛說，指著他的妻子笑了笑，「是她希望我去看個醫師。」他說他做過大腸鏡檢查，結果一切正常，他的家庭醫師向他保證不必擔心，並開了一種瀉藥，讓他只在症狀惡化時才服用。

「還有一件事，」大衛說完後，辛迪加上一句，「這幾年我偶爾會在半夜醒來，因為大衛在睡夢中大聲說話，有時甚至大喊大叫。有天晚上，我看到他真的跳下床開始四處走動。」

她說，那種時候，他通常看起來心煩意亂，好像正在做一場可怕的噩夢，而他證實沒有錯。「總之，我覺得這值得一提，因為實在太反常了，大衛以前從來不會這樣。」

讓我感到不可思議的是，大衛和辛迪提出了這些看似無關的症狀，彷彿他們不知怎地知道這些細節放在一起，就能拼湊出關於大衛健康的完整圖像。正如我最近在其他幾位患者身上看到的那樣，這兩種症狀都很有可能是帕金森氏症的早期徵兆。現在發現，患者在出現典型神經系統症狀的大約十到十五年前，就已經有便祕問題，以及睡眠來到快速動眼期時發生行為障礙。

正常睡眠有兩種不同的狀態。第一個是慢波睡眠（slow-wave sleep），是比較淺眠的階段，接著慢慢來到比較深層的階段，也就是快速動眼期（REM）。[29]第二階段是在夢境發生的時候，此時大腦非常活躍。事實上，REM睡眠期間記錄到的腦波活動與清醒時期的記錄很類似。大多數人以為做夢是一種純粹的心理活動，但做夢的人在此期間也會出現暫時的肌肉癱瘓，防止做夢時出現相關的肢體動作，這可能把他們喚醒。然而，對於REM睡眠期間出現行為障礙的人來說，這種肌肉癱瘓不完全，或根本不存在，導致他們能夠在不醒來的情況下做出夢裡的行為。有些人甚至可以從事一般的日常活動。雖然這種睡眠異常相對罕見，但在明尼蘇達大學醫學院發表在《神經病學》（*Neurology*）雜誌的一項研究中指出，三十八%診斷出患有這種睡眠異常的患者平均在十二到十三年內患上了帕金森氏症。[30]至於大衛的情況，當這種睡眠異常和便祕問題同時出現，患病的可能性又增加了一倍。

除了大衛和辛迪提供的這些訊息外，還有其他線索引導我朝帕金森氏症的方向診斷。交談期間，辛迪提到他們的農場位於加州的中央谷地（Central Valley），這裡曾被稱為史上最肥沃的農業區，一條長達四百英里的富饒農地。這裡也是工業化農業的中心，因為美國的消費農產品約有四分之一是在那裡種植的。全國使用的殺蟲劑、除草劑和殺菌劑，也有將近一半是噴灑在這個農業區的農作物上。事實上，在問診的過程中，辛迪提及每次她一聽到遠方的農藥噴灑無人機愈來愈近的嗡嗡聲時，就必須趕緊把孩子們叫到房子裡，避免他們被化學藥劑噴灑。

好巧不巧的是，這裡也正是加州帕金森氏症最盛行的地區之一。我的同事貝亞特・麗茲博士（Beate Ritz）身為加州大學洛杉磯分校公共衛生學院流行病學系和環境健康及神經病學系共同任命的教授兼副主任，剛好就在大衛和辛迪所居住的縣市進行有關帕金森氏症的研究。麗茲博士和她的研究團隊在一九九八至二〇〇七年間招募了三百六十八名診斷出患有帕金森氏症的患者，這些患者在確診前在加州中央山谷居住了至少五年以上，他們也收集了相同數量的健康受試者作為對照組。接著，他們收集了兩種常見殺蟲劑（代森錳和百草枯）在一九七四至一九九九年之間，於該地區的粗略噴灑量。他們發現，那些在離家五百公尺內（約三分之一英里）接觸過這兩種殺蟲劑的人，罹患帕金森氏症的風險增加了七十五%。而六十歲以下的人診斷出帕金森氏症的風險增加了四倍以上，這表示他們可能在兒童、青少年或年輕人時暴露在殺蟲劑下。[31]

另外，也有其他流行病學研究顯示，殺蟲劑會增加罹患帕金森氏症的風險。事實上，在過去二十年中，許多證據顯示殺蟲劑也讓動物身上出現一些帕金森氏症的症狀，無論是體內的神經化學機制，或行為上，或病徵上。為了預防害蟲和雜草，殺蟲劑和除草劑設計為有毒物質，例如利用神經毒素使昆蟲麻痺。許多殺蟲劑在傷害到各種身體器官的同時，也會無意中導致神經細胞的損失，特別在腸道。近期在實驗小鼠身上所做的研究，顯示了這一點。該研究仔細研究了大利松（diazinon）殺蟲劑的影響，該藥劑通常用於控制蔬菜、水果、堅果和農作物上的昆蟲。[32]

我告訴大衛和辛迪我的推斷，解釋長期暴露他們農場使用的化學物質，可能會在大衛的腸道和大腦中引發帕金森氏症的早期跡象。我替他轉診給一位加州大學洛杉磯分校的神經科醫師，以確認我的初步診斷，他是帕金森氏症的專家。我也解釋，即使現階段沒有有效的藥物來減緩病情，不過大衛在出現神經系統病徵之前十五年，早早發現了患病的可能性，這增加了治療的機會。目前正在開發一種針對腸道菌相的治療方法。

此一想法不純粹是我的樂觀：幾家生物科技公司目前正在研究針對腸道菌相治療帕金森氏症的新療法，我的研究團隊也與麗茲博士合作進行一個由美國國立衛生研究院資助的計畫，探索腸道菌相對病情發展的影響。我真心希望在不久的將來會有所進展。

我同時建議大衛——儘管這一點尚未得到確鑿的科學證據支持——轉向以植物為主的飲食，其中富含的膳食纖維、多酚和omega-3脂肪酸，都已經證明了對腸道和大腦有益。

我特別解釋，攝取膳食纖維可能會增加普雷沃氏菌的豐富度，相對也可能增加腸道中的短鏈脂肪酸。對於深受這類疾病折磨的患者，需要多管齊下——飲食、行為療法及藥物治療——來解決身體網絡系統各方面的問題。

儘管我提出這些令人擔憂的可能性，但大衛和辛迪都很親切，謹慎接受了這個消息，並答應會與我推薦的專家聯絡。我沒有再見到他們，但幾年後辛迪打電話給我，告訴我加州大學洛杉磯分校確實診斷出大衛罹患了帕金森氏症的初期症狀，並且從那以後徹底轉為吃素。不久後，他們賣掉房子，在洛杉磯北部開了一座有機農場。我非常高興聽到這個消息。希望他改變飲食和生活習慣後，能減緩病情惡化的速度，並產生正面的影響。

阿茲海默症和認知能力下降

阿茲海默症是當今高齡失智症患者的主要病因。二〇一七年，全世界估計有五千萬名患者，預計每二十年翻一倍，這個數字可謂是天文數字。[33]值得強調的是，過早和嚴重的認知能力下降絕對不是衰老的正常現象，儘管大眾經常抱持這樣的假設。雖然近年來人類的平均壽命大幅增加，愈來愈多人活到八、九十歲，這肯定會助長這個數字，但現代生活方式和飲食的影響可能更大。目前還沒有經過驗證的治療方法可以預防或減緩阿茲海默症惡化，這又進一步顯示出科學家和醫師仍對阿茲海默症的成因一知半解。

不過，有愈來愈多的研究顯示這種神經退化性疾病與腸道有關。許多與阿茲海默症基因相關，顯示出免疫系統功能發生變化，以及腸道菌相在阿茲海默症的發展中占有一席之地。杜克大學的阿茲海默症代謝體學聯盟（Alzheimer's Disease Metabolomics Consortium）做了許多非常有意思的研究。由瑞瑪．卡杜拉－道克博士（Rima Kaddurah-Daouk）領軍的研究人員發現肝臟、腸道菌相和神經退化性疾病的生物標誌之間互有關聯，因此他們認為腸肝腦軸（gut-liver-brain axis）是腸腦菌網絡的一部分，與阿茲海默症的病因相關。「我們現在可以指出腸道和肝臟問題與阿茲海默症的某些大腦疾病有關。」卡杜拉－道克博士說道，「這表示我們真的應該多多關注大腦與其他器官之間的互動。」[34]

阿茲海默症腦神經影像計畫（Alzheimer's Disease Neuroimaging Initiative）的一千五百五十六名受試者的分析結果顯示，患者血液中的初級膽酸（primary bile acids）減少，而某些次級膽酸（secondary bile acids）增加。後來發現，這種情況與認知功能下降、腦部葡萄糖代謝能力減弱和大腦萎縮有關。[35]初級膽酸在肝臟中以膽固醇為原料製造，儲存在膽囊中，排出至小腸中，然後再次被腸道吸收，重新進入全身的循環系統；因此，初級膽酸和重新被吸收的膽汁酸都會到達身體的許多器官，包括大腦。然而，它們在腸道短暫停留的期間，會與各式各樣的腸道菌互動，導致它們的化學性質產生改變，形成一部分的次級膽酸。[36]

儘管許多初級膽酸和一些次級膽酸對我們的健康有益，例如幫助小腸吸收脂肪，但研究人員發現某些次級膽酸對大腦功能有潛在的不利影響。特別有意思的是，次級膽酸只會由一種擁有7-α羥化酶（7-alpha hydroxylase）的腸道菌產生。轉換成次級膽酸，這種酶至關重要。如果沒有這些代謝膽酸的腸道菌的異常功能，我們身體和大腦中的有害次級膽酸濃度就會降低。如果腸道菌代謝膽酸能力的基因改變、腸道菌的豐富度也改變，加上／或是否能藉由飲食的影響減低這種異常功能，仍有待商榷。為了回答這些問題，許多重要的研究工作正在進行中。事實上，卡杜拉－道克博士的研究團隊發現，次級膽酸增加，不僅與神經退化性疾病的兩種生物標誌——大腦中累積的類澱粉蛋白和tau蛋白有關，它在大腦中的濃度也影響到最終症狀是輕微的認知能力下滑，或是演變成完全的阿茲海默症。這項驚人發現有力地證明了腸道在阿茲海默症的發展中，具有關鍵作用。[37]

「我們已經獨立研究大腦太久了。」卡杜拉－道克博士總結了她的研究，這句話可謂是網絡科學的優雅體現。「我們不僅該研究大腦，也該研究其他與大腦對話的器官。」

幾年前，我有幸在華盛頓特區國家老齡化研究所（National Institute on Aging，簡稱NIA）舉辦的一場探討腸道菌相對老化影響的會議上，見到了卡杜拉－道克博士。我們分別發表演講，也聽了對方的演講內容，立刻就躍躍欲試想與對方合作。因此，我的研究小組應邀加入了一個國際聯盟，由卡杜拉－道克博士、加州理工學院微生物學教授薩基斯・馬茲馬尼安博士（Sarkis Mazmanian）和小兒科教授、加州大學聖地牙哥分校電腦科學與工程學教授、美國腸道計畫的共同創辦人羅布・奈特博士（Rob Knight）所領導。我們共同的目標，是確定因為飲食習慣而改變的腸道菌代謝物和發炎情形是如何影響大腦的，以及評估這些代謝物與認知能力下降之間的因果關係。這項研究已經收集了數千名研究對象的數據，是由三十五名來自美國和歐洲十五個研究機構的資深研究人員共同完成的。儘管整合所有資料是一項龐大的任務，但也為調查腸道菌相在慢性腦部疾病所具有的作用立下了黃金準則。該聯盟是由這個學術領域最優秀的人才所領導，無論規模和水準都是萬中選一，可望在未來五到七年內對這個棘手的疾病有突破性的理解，並且證實飲食介入的好處。

泛自閉症障礙

泛自閉症障礙（或ASD）是一種神經發展受到破壞的疾病，在美國約有二％的孩童

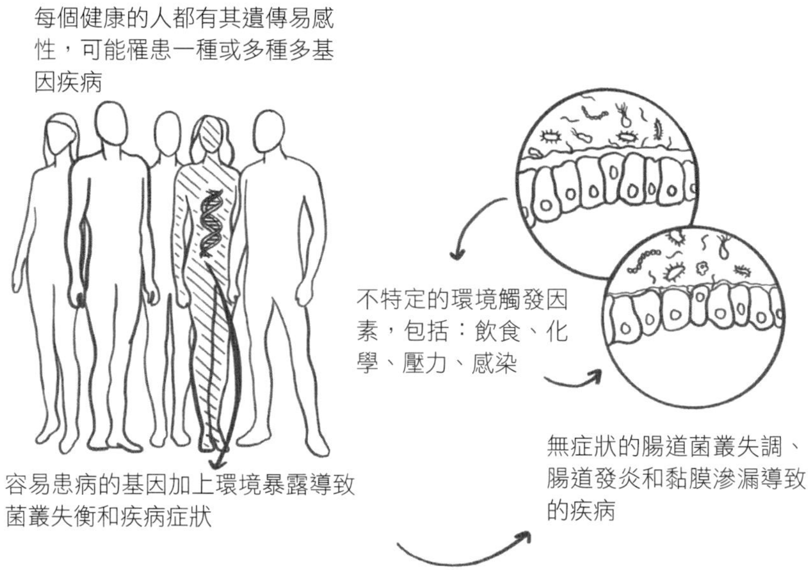
每個健康的人都有其遺傳易感性，可能罹患一種或多種多基因疾病
容易患病的基因加上環境暴露導致菌叢失衡和疾病症狀
不特定的環境觸發因素，包括：飲食、化學、壓力、感染
無症狀的腸道菌叢失調、腸道發炎和黏膜滲漏導致的疾病

受到影響。在所有腦部疾病中，泛自閉症障礙增加的速度最為顯著，在過去十五年內的盛行率幾乎增加了兩倍。未來十年內，將會有大約五十萬名自閉症患者邁入成年，正如美國疾病管制與預防中心的一份聲明所說的，「這是一股來勢洶洶的浪潮，我們國內尚未為此做好準備。」[38]

泛自閉症障礙的確切病因仍然模糊不清，但如同所有慢性腦部疾病一樣，我們相信其中牽涉的因素包含了先天遺傳和後天的環境風險。考慮到這種疾病的遺傳風險一直穩定保持在五十%，顯示罹患泛自閉症障礙的人數之所以顯著增加，與飲食等外在因素有很大的關係。

泛自閉症障礙的主要症狀是出現嚴重

的社交溝通障礙和重複行為，但患者也常有免疫失調和腸胃上的問題。與神經退化性疾病一樣，最近有大量研究報告顯示腸道及腸道菌相的改變，會導致症狀惡化。也許最重要的是，愈來愈多研究已經確定了懷孕期間有些風險因素，可能使嬰兒更容易患上泛自閉症障礙或其他與神經發展相關的疾病；這些因素包括產婦壓力、感染和年齡。[39]大量的流行病學臨床研究及動物實驗發現，孕婦身體代謝差或被感染時引發的免疫反應，加上腸道菌相的改變，都會增加胎兒罹患泛自閉症障礙的風險。例如，有一項研究刻意觸發實驗室懷孕小鼠的免疫反應，導致其成年後代的腸道菌組成發生了非常大的變化。腸道菌失衡的後果，與持續行為異常、神經病變、免疫功能障礙和腸胃道受損有關。[40]因此，儘管泛自閉症障礙的患者主要是從嬰兒到年輕人，但流行率之所以增加的主因，可能要從母親的健康開始講起。在美國，將近六十％適孕年齡的女性（二十至三十九歲）有超重的現象，三分之一患有肥胖症，十六％有代謝症候群。[41]二〇一二年發表在兒科期刊上的一項研究表示，患有代謝症候群的母親生下自閉症孩子的風險增加了二・四倍。在不給孕婦施加過度責任的情況下，我強烈認為醫師和社會大眾都必須意識到這些容易被置之不理的風險。在下一章中，我將進一步探討飲食對孕婦、嬰兒，以及泛自閉症障礙風險所造成的影響。

腸道菌組成的改變，與腸道障壁受損有關，這在患有泛自閉症障礙的兒童身上也發現到相同的現象。與帕金森氏症一樣，這些患者也有擬桿菌門和厚壁菌門比例減少、乳酸桿菌和脫硫弧菌（Desulfovibrio）增加的現象，這些都與疾病的嚴重程度有關。另外，短鏈脂肪酸愈少，症狀也愈嚴重，因為短鏈脂肪酸具有保護腸漏的作用。同時，自閉症患者體內普雷沃氏菌的豐富度也有所下降（如同帕金森氏症和阿茲海默症的患者一樣），在某種程度上，這與工業化社會習慣採用西方飲食的情況不謀而合。

因此，亞利桑那州立大學土壤、水和環境科學系的羅莎・克拉瑪尼克－布朗博士（Rosa Krajmalnik-Brown）和Dae-Wook Kang博士，與自閉症營養研究中心的總裁兼創始人詹姆士・亞當博士（James B. Adams）共同進行了一項研究，調查因為工業化而改變的腸道菌相，是否與泛自閉症障礙愈來愈盛行有關。[42]他們比較生活在美國的自閉症兒童和生活在發展中國家的健康兒童體內的普雷沃氏菌，想確定相較於生活在美國的健康兒童，腸道菌的豐富度是否有更大的差異。正如預期的那樣，他們發現美國的自閉症患者看起來又更加「西化」，作者將這種情況稱之為自閉症兒童糞便微生物群的過度西化。這些研究使一些研究人員相信，缺乏有益的腸道菌——尤其是生成短鏈脂肪酸的普雷沃氏菌——會損害神經系統的健康。[43]

克拉瑪尼克－布朗博士和她的合作夥伴進一步利用他們的研究發現，去探索一種有可能醫治泛自閉症障礙的革命性療法。為了評估把健康個體的腸道菌移植到自閉症患者的體內是否有益，他們對十八名自閉症兒童進行了一項小型的開放性臨床實驗。（開放性實驗的意思，是研究人員和受試者都知道誰正在接受測試中的治療。）這項研究需要對兒童進行糞便移植，也稱為菌叢移植療法（microbiota-transfer therapy，簡稱ＭＴＴ）。這種新興療法結合了為期兩週的抗生素治療、清腸和服用抑制胃酸的藥劑，以最大程度破壞現有的腸道菌生態系統，接著從健康的捐贈者身上進行糞便移植。這段長時間的菌叢移植療法需要七到八週來完成，起初移植的量較高，然後每日持續移植較低的量。

根據患者對於本身腸胃道症狀的主觀評價，研究人員發現治療結束後，他們的症狀減少了約八十％，包括便祕、腹瀉、消化不良和腹痛都有顯著好轉。然而，最令人驚訝的是，他們發現自閉症兒童的行為症狀也明顯改善了。此外，在後續八週的追蹤回診，這些進步都沒有消失。[44]

在我看來，這項研究最令人驚奇的見解是，兒童受損的腸道菌生態系統是有可能消除、改用更健康的版本去重塑的——用擁有更完整的好菌多樣性和豐富度的生態系統，包括雙歧桿菌和普雷沃氏菌。可惜的是，除了這項特定的研究外，很多企圖利用健康腸道菌相取代不良腸道菌相的實驗都沒有成功。移植到完整生態系統的微生物，無論健不健康，通常不會在新環境中生存很長的時間。舉例來說，多數人在服用益生菌四十八小時後，就不再能檢測到體內之前所產生的變化。對大多數的人而言，益生菌並不會對腸道菌的豐富度或腸道功能產生持久的影響。同樣的，嘗試用糞菌移植重新繁殖腸道菌以治療各種疾病——如腸躁症、發炎性腸道症或肥胖症——在臨床研究中都已經以失敗收場。一般來說，這是由於任何生態系統都傾向於狀態穩定、適應力強和抵抗力高——即使恢復到原來的狀態並沒有好處。這些特性雖然能夠防止我們生病，卻恰恰成了恢復健康體質的阻力。

然而，這項針對自閉症兒童的研究是驚人的例外。研究人員不僅成功繁殖捐贈者的腸道菌叢，緩解患者的腸胃疾病和自閉症症狀，這種改變和進步甚至成功維持下去。事實上，研究人員在治療結束兩年後再次諮詢十八名受試者時，發現他們獲得改善的腸胃道問題大多都得以維持，與泛自閉症障礙相關的其他症狀甚至改善更多。[45]當初腸道菌叢產生的有益變化仍然維持原狀，包括顯著增加的細菌多樣性及雙歧桿菌和普雷沃氏菌的豐富度。話雖如此，這裡必須強調的是，這項研究並沒有服用安慰劑的對照組，這表示受試者和他們心急如焚的父母知道他們正在接受一種潛在的治療介入。儘管如此，研究人員受到這些非凡結果的鼓舞，瞥見一個能治療患有自閉症和腸胃道症狀的兒童的可能辦法，他們便開始對罹患泛自閉症障礙的成年人進行雙盲實驗和安慰劑對照組實驗，同時計畫在與流行病相關的臨床研究限制解除後，就對兒童進行類似的研究。「我們發現居住在腸道的微生物與傳遞至大腦的訊號之間，存在非常緊密的聯繫。」克拉瑪尼克－布朗博士總結道。「兩年後，孩子們的狀況又更好了，感覺真的很棒。」[46]

慢性腦部疾病對壓力的強化效應

上述提到的這些腦部疾病——憂鬱症、帕金森氏症、阿茲海默症和泛自閉症障礙——讓患者難以與世界健康互動，並適應社會，這也意味著他們長期處於壓力之下。例如，隨著認知能力的下降，患者會一次又一次地意識到他們的大腦和記憶力正在衰退，導致出現焦慮現象。泛自閉症障礙的患者，由於人際關係和社交技巧貧乏而產生的孤獨感會導致壓力。至於憂鬱症，由於遺傳和表觀遺傳因子的交互作用，讓患者容易對壓力反應過度，導致他們在兒童時期容易患上焦慮症，這反過來又讓他們更有可能在以後的生活中患上憂鬱症。事實上，有些證據顯示，一個人愈早出現焦慮症狀，憂鬱症就愈有可能隨之而來。[47]此外，這些疾病會持續引發戰鬥或逃跑的生理反應，加上必須調節隨之而來的恐懼反應——一再出現的焦慮、悲傷和憤怒——都讓腸腦菌網絡自上而下的溝通，帶來額外的負擔。這反過來會影響腸道，導致腸道菌相出現不好的變化，例如讓分泌色胺酸代謝物犬尿胺酸和吲哚的細菌增生，進而引發低度免疫反應。這些改變透過代謝物、免疫細胞分泌的訊息傳遞分子和迷走神經活動等訊號傳回大腦，強化並延續原始疾病，甚至可能導致大腦結構改變（此即所謂的神經可塑性〔neuroplastic〕）。腸腦菌網路的循環對話，就這樣一再重複。

在腸腦菌網絡的研究中，很少有領域能像證明急、慢性壓力對腸道菌組成的影響那樣，從臨床前研究和人體研究中得出如此一致的結果。伊奧納・瑪林（Ioana A. Marin）及其同事，在二〇一七年發表在《科學報告》（*Scientific Reports*）的一項研究中，進一步闡述這些發現。該研究顯示，長期承受壓力的小鼠，在情緒行為、腸道菌組成和腸道菌叢的代謝物特徵上，都發生了巨大變化。[48]他們觀察到最明顯的變化是，乳酸桿菌的比例大幅降低，而犬尿胺酸的濃度顯著增加，這也與先前慢性壓力對腸道菌叢有何影響的研究結果一致。值得注意的是，給壓力大的小鼠服用乳酸桿菌益生菌可以恢復腸道乳酸菌的濃度，並足以降低犬尿胺酸，進而改善異常行為。事實上，乳酸桿菌屬的成員有能力製造出高濃度的過氧化氫（H_2O_2），這在競爭激烈的腸道菌生態系統中，是維持其生態區位的一種手段。研究結果顯示，乳酸桿菌產生的過氧化氫可以直接抑制腸道酶ＩＤＯ，防止慢性壓力導致的類憂鬱症行為發生。這反過來也會減少犬尿胺酸的濃度，我們都知道犬尿胺酸跟憂鬱症和其他腦部疾病有關。

乳酸桿菌菌株這些「精神益生菌」的神奇效果，尚未在人類身上複製成功，但這些實驗堅信其他針對腸道菌相的療法，包括飲食在內，可能成為抗憂鬱症的有效療法之一。此外，其他針對這些疾病仍處於發展中的研究顯示，飲食習慣會影響疾病的嚴重程度，因此我們每個人都有機會透過飲食改善大腦健康。

第5章 飲食如何調節腸腦菌網絡

在《希波克拉底全集》中，大約收錄了六十篇兩千多年前的古希臘醫學論文，內容提到了用斷食作為治療癲癇的方法。然而，要一直等到一九二〇年初期，[1]哈佛醫學院的研究人員將此應用到臨床實驗上後，斷食才被認為是緩解頑固型癲癇（refractory epilepsy）患者發病時的治療方法——所謂頑固型癲癇，指的是三十%左右、對抗癲癇藥沒有反應的患者。由於斷食可以將代謝模式轉換至酮症狀態，隨著時間過去，這些經驗便逐漸發展成具體的建議，建議人們採取所謂的生酮飲食——這是一種高脂肪、高蛋白質和低碳水化合物的飲食法，迫使腦細胞新陳代謝時，將脂肪作為主要燃料來源（此狀態稱之為生酮作用）。[2]

儘管生酮飲食對頑固型癲癇患者的短期臨床效益已經被廣泛接受，但直到最近，科學家才對其有效的原因有了明確的解釋。二〇一八年，我在加州大學洛杉磯分校的同事蕭夷年辨識出這些能夠抵抗癲癇發作的特定腸道菌及其代謝物。在她發表在知名期刊《細胞》

（*Cell*）的研究中，研究人員與實驗小鼠合作，確定了兩種因為生酮飲食而升高的細菌：Akk菌和普氏菌（Parabacteroides）。研究人員還發現，小鼠腸道和血液中的生化物質濃度發生變化，影響了海馬迴中的神經傳導物質，海馬迴是與癲癇發作有關的大腦區域。[3]研究結果顯示這些細菌產生了高濃度的神經傳導物質γ-胺基丁酸（GABA），此物質與精神科藥物煩寧（Valium）擁有相同的機制，能夠抑制神經細胞的活動。GABA和煩寧皆能在神經細胞膜上打開一扇門，降低神經細胞對各種刺激的反應。

儘管我們還有更多工作要做，才能確定蕭博士在實驗小鼠中發現的機制是否同樣適用於人類，但這項研究首次確定了特殊飲食介入之所以對嚴重的腦部疾病有療效，與腸道菌相的參與有關，同時將營養學和腸道菌相的概念完美導至正確的方向。[4]

過去數十年來，各種剖析傳統地中海飲食是否對疾病有療效的研究逐漸在演變。一開始，有許多大範圍的比較分析，像是大規模人口研究（顯示特定飲食法與健康之間的關聯）、流行病學研究（檢視各種族群的疾病）、世代研究（長期追蹤有共同特徵的受試者）。所有分析結果都顯示地中海飲食與促進健康之間存在關聯。舉例來說，當中有許多研究顯示，相較於吃典型西方飲食的人，那些攝取大量新鮮蔬果、堅果種子和橄欖油，少量家禽和魚類的動物性蛋白質的人，其快樂的程度，連同心理健康和幸福感都來得更高。[5]

然而，不管這些研究再怎麼令人印象深刻，卻只提供了關聯性，而沒有證據可以證明健康飲食確實會促進健康，或是不健康的飲食會導致疾病。此外，像這樣的觀察性研究，無可避免地還有其他因素導致這些差異——比方說，不同飲食習慣的受試者之間，其社交狀態、收入高低，一直到壓力、幸福感和運動頻率，也各有程度上的差異——這使得想要獲得證據確鑿的研究結果十分艱鉅。

儘管如此，過去十年來，研究方法變得愈來愈成熟，對飲食與健康之間的關聯也有更結構化的分析，研究過程中更是加入了臨床的觀點。舉例來說，新興的營養精神醫學，就是此趨勢不可或缺的一部分，目標專注在研究飲食對心理健康的影響。在最近的研究中，研究人員將受試者隨機分成實驗組和對照組，接著追蹤受試者實際上吃了哪些東西。除了這些研究以外，更近期的研究調查了腸道和腸道菌相由下而上傳至大腦的訊號是否直接導致了腦部疾病，並證實了特定的腸道菌及其代謝物確實有影響。我認為這些實驗是黃金標準方法，提供的科學發現證明了營養和心理健康之間存在明確的因果關係。

儘管傳統地中海飲食與改善非傳染性疾病（肥胖症、代謝症候群、心血管疾病、發炎性腸道疾病和非酒精性脂肪肝等）有關，但我主要想要聚焦在前一章討論的三種腦部疾病與傳統地中海飲食的關聯。說實話，由於這三種疾病之間互有深刻關聯，再加上發病過程中會影響到我們全身上下所有的器官，所以我開始將這些疾病視為一種複雜且多面的綜合症狀。依我看，分開診斷每種疾病只會讓它們不自然地相互隔絕，導致每種疾病都由不同的醫學專家使用不同的藥物治療。把這些疾病視為一種綜合症狀似乎也很恰當，因為它們都與代謝失調和不健康飲食所引發的慢性免疫反應有關。然而，也許最重要的關聯是有研究顯示，這些疾病都以各自的方式對以植物為主的飲食療法（例如傳統的地中海飲食）產生反應，與素食不同的是，這種飲食包含少量的動物產品。

憂鬱症

大量的觀察性研究顯示，飲食會影響一個人罹患憂鬱症的可能性。我們知道憂鬱症是由基因和表觀遺傳因子之間複雜的相互作用所決定的。所謂表觀遺傳因子，指的是受環境、荷爾蒙、免疫反應和生化物質等影響。[6]正因為我們吃下肚的食物會影響所有這些系統，飲食對於憂鬱症的發展過程絕對有重大的影響。

最近的研究顯示，加工食品、動物產品和精製糖含量高的飲食，例如標準的美國飲食，有增加罹患憂鬱症的風險，[7]而以蔬果、豆類、全穀物和種子，加上少量的家禽和魚類為主的飲食，則有助於降低風險。事實上，一項以九種對憂鬱症不同研究結果做整合分析的報告指稱，堅持這種飲食可以將罹患憂鬱症的風險降低三十%。[8]雖然觀察性數據不免得考慮到社經差異等其他的複雜因素，但這些研究提供的證據仍然令人信服，足以讓我建議我的憂鬱症病患實行以植物為主的飲食。我對近來的研究利用隨機和受控的飲食介入方法所得到的數據，也愈來愈有信心，這麼做可以更嚴格檢視這種飲食在臨床上的好處。

馬德里的卡洛斯三世健康研究所（Institute of Health Carlos III）的肥胖和營養生物醫學研究中心，在穆德娜・桑切斯・比列加斯博士（Almudena Sanchez-Villegas）的領導下，用八年時間進行了一項這類型的研究。這是迄今為止規模最大的飲食介入實驗，旨在評估傳統地中海飲食①對預防心血管疾病的效果。[9]此外，這項被稱為PREDIMED研究——名稱取自預防（PREvención）和地中海飲食（DIeta MEDiterránea）——的多重實驗，也對結果進

①傳統地中海飲食是一九六〇年代在義大利、希臘和西班牙蔚為風潮的飲食法，主要以植物性飲食為主，其特點是大量攝取各種蔬菜水果、橄欖油、堅果和穀類；適量攝取魚類和家禽；少量攝取乳製品、紅肉和甜食；隨餐飲用適量的紅酒。

幾種傳統的亞洲飲食具有相似的成分。傳統的日本飲食富含魚類、其他海鮮和植物性食物，以及極少量的動物蛋白質、添加糖和脂肪。日本飲食包含了許多簡單、新鮮的時令食材所製成的小菜。傳統的沖繩飲食以綠色和黃色蔬菜為主，尤其是地瓜，並且經常食用少量的小魚和豬肉。現代地中海飲食和亞洲飲食中，攝取紅肉、乳製品和高度加工食品（包括糖分）的比例要高得多。

與以植物為主的傳統飲食相比，純素食者不吃所有的動物產品，包括肉類、海鮮、雞蛋和奶製品。素食主義者不吃肉類、魚類和禽類。

行了二次分析，想知道與低脂肪飲食為主的對照組相比之下，地中海飲食是否對降低憂鬱症風險也有正面的影響。研究人員發現，遵循地中海飲食的人能雙重受益，同時降低心血管疾病和憂鬱症的風險，這也恰如其分地證實了我「單一綜合症狀」的概念。

在此初步研究中，研究人員主要聚焦於飲食對心血管健康的影響。他們招募了五十五至八十歲心血管疾病的高風險群，有男有女共七千四百四十七位，接著分配給他們三種不同的飲食：地中海飲食搭配特級初榨橄欖油、地中海飲食搭配各式堅果，第三種是飲食對照組，僅僅建議受試者減少脂肪的攝取量。受試者每三個月會接受一次地中海飲食的教育課程，並且根據他們所在的小組，獲得免費的特級初榨橄欖油、各式堅果或非食品類的小禮物。此研究的主要目標，是確定受試者罹患心臟病、中風或死亡等主要心血管疾病的風險和發生率，並研究飲食如何影響這些結果。與對照組相比，地中海飲食組出現嚴重心血管疾病的風險平均降低了三十%左右。事實上，好處實在過於明顯，導致基於道德因素，不得不中途停止這項研究。研究人員無法昧著良心繼續實驗下去。

在這些數據的次群體分析中，桑切斯•比列加斯博士的團隊發現，食用地中海飲食外加堅果的群體，罹患憂鬱症的風險降低了二十%。雖然這項發現具有臨床意義，但在統計數據上並沒有顯著的差異，這意味著結果可能只是偶然。然而，當研究人員僅分析罹患第二型糖尿病的次群體數據時，採取地中海飲食的受試者獲得的好處增加至四十%，而且在統計學上出現顯著的差異。

地中海飲食對心血管和心理健康的好處，不僅證實了這兩種慢性疾病互有關聯，而且清楚顯示了想改善病情和預防併發症，飲食至關重要。我在自己的診所也見過這樣的成效。每次我用植物為主的飲食來治療各種腦部疾病的患者時，後來都會發現他們其他伴隨的慢性病——例如糖尿病、肥胖症和脂肪肝——也有所改善。

自PREDIMED研究以後，另外兩項類似的研究也取得了相似的結果：HELFIMED研究（採用健康的地中海飲食法）和SMILES研究（支持情緒低落時改變生活方式）。二〇一九年發表在《營養神經》（*Nutritional Neuroscience*）科學雜誌上的HELFIMED 研究，調查了補充魚油的地中海飲食是否改善了自覺患有憂鬱症的成年人的心理健康。[10]受試者經由隨機分配，每兩週會收到一次食物籃、為期三個月的地中海飲食烹飪研討會、六個月的魚油補充劑，而對照組則每兩週參加一次社交團體，為期三個月。

同樣的，由澳洲迪肯大學（Deakin University）營養和流行精神病學系副教授兼任飲食暨情緒研究中心主任的費利斯・傑卡（Felice Jacka）所主持的SMILES研究，調查了當重度憂鬱症狀發作時，飲食介入是否有效。[11]她的研究團隊假設，對於已經接受常規治療的中度至重度憂鬱症患者，如果教導他們將飲食習慣改成地中海飲食，將能減輕他們的症狀。研究人員也假設，這種方法優於社會支持介入方案。所謂的社會支持介入方案，是請研究團隊的一名成員與受試者一對一會面，討論他們喜歡的主題，不觸及任何會讓情緒激動的問題。[12]飲食介入的方法，包括與臨床營養師進行七次長達一小時的個人營養諮詢；對照組則是花費相同的時間參與上述的社會支持介入方案。十二週後，研究結束時，三十一名自願參加的患者完成了飲食介入的療程；參加社會支持介入方案的患者，最後則剩下二十五人。

在HELFIMED和SMILES兩項研究中，飲食介入組在十二週後的憂鬱症狀明顯改善。事實上，以SMILES研究的例子，三十二%重度憂鬱患者的臨床症狀獲得緩解，相較於對照組只有八%。

當然，這些研究有些方法上的侷限，比方說飲食介入這一組很清楚他們正在接受治療，並且可能預期會有成效；這種「期望效應」（expectation bias）經常會產生安慰劑效應。儘管如此，這三項實驗仍然有力地證實了先前流行病學研究的結果，也就是無論使用哪種療法，以植物為主的飲食都能大大減少憂鬱症狀。

雖然這些研究論文的作者推測是地中海飲食產生的腸道菌變化，導致這種良性結果，但這些實驗的本意並不是在刻意調查這之間的關聯。基本問題仍然存在：採用傳統的地中海飲食是否能夠改變腸道菌的組成和功能，進而改善情緒？有沒有可能找到與這種變化相關的特定分子機制？地中海飲食會不會只是減輕了腸道中的低度免疫反應，從而減輕了因西方飲食引起的全身發炎和神經細胞發炎症狀？

為了回答這些問題，拿坡里大學的達尼洛・艾可利尼博士（Danilo Ercolini）和寶拉・維塔利歐博士（Paola Vitaglione）所領導的義大利研究小組進行了一項研究，評估一些除了過重和肥胖之外其他都很健康的族群採用地中海飲食後，是否會影響到他們的腸道菌及其代謝物的豐富性。[13]儘管受試者並非因為他們的憂鬱症狀而中選，但接受飲食介入後，他們的腸道菌相很快出現顯著的變化。根據這些結果可以推斷，這種地中海飲食對憂鬱症有一定程度的影響。

這個實驗為期八週，共有八十二名受試者完成實驗。首先，受試者被分成兩組。實驗組採用的是富含蔬菜水果、全麥穀物、豆類、魚和堅果的客製化飲食；對照組則是採用標準的西方飲食。兩組消耗相同數量的卡路里和相同比例的巨量營養素（碳水化合物、蛋白質和脂肪）。受試者除了標準的抽血檢測，對腸道菌釋放在血液、糞便和尿液中的代謝物，也進行了詳細分析。研究人員還用了一種新的分析方法，用最近剛剛加入「體學革命」的食品質體學（foodomics），分析各種食物成分分解後的代謝物各有哪些模式。這種方法比受試者提供的數據準確得多。眾所周知，受試者的自我報告通常不太可靠。

研究人員發現，地中海飲食那組的腸道菌基因變多了，這是一種衡量腸道菌多樣性的指標。腸道菌基因愈多，全身發炎的可能性就愈低。他們也觀察到，如普氏棲糞桿菌（Faecalibacterium prausnitzii）等有益的腸道菌增加了，這類菌叢可將纖維分解成短鏈脂肪酸和其他代謝物，而像是瘤胃球菌（Ruminococcus）這類靠黏膜層作為能量來源的菌叢減少了。誠如第四章討論過的，其他神經活性代謝物——如GABA或某些色胺酸代謝物——很可能對於調節大腦以減輕憂鬱症狀這方面的功能具有特殊作用。但根據這幾年來的研究，我個人認為地中海飲食其天然抗憂鬱的效果，就是許多患者全身慢性免疫反應減少（代謝性內毒素症）和大腦免疫細胞啟動頻率降低的主要原因。儘管我認為營養精神病學短期內不會捨棄抗憂鬱藥或認知行為療法，但這些研究證據顯示，飲食是治療和預防慢性憂鬱症的重要支柱。

使用益生菌治療憂鬱症

瑪麗是一位五十二歲的律師。當初她來到我的診間時，抱怨自己不僅有憂鬱症，還患有嚴重的慢性腹痛和便祕。她顯然非常不舒服，坐下來討論病況時，雙手仍緊緊捂著肚子。

「大約六個月前，我開始出現嚴重的腹痛。」她擔憂地睜大雙眼向我解釋。「同時我也一直在與憂鬱症抗爭。我看過很多醫師，但他們都幫不了我。最近我讀了一本關於精神益生菌（psychobiotics）的書，說是能改善情緒，我想聽聽你的意見，建議我應該服用哪種益生菌來幫助緩解憂鬱症。」

我對瑪麗解釋，她最近讀到關於精神益生菌的許多文章——藉由活菌影響腸道菌叢的方式來促進心理健康[14]——都沒有嚴謹的科學證據。即便如此，媒體、暢銷書和網路，卻不斷傳達這類的錯誤消息，大肆宣揚補充某些菌種可以改善情緒、增強認知功能，並防止衰退，甚至可以緩解癲癇、注意力不足過動症和自閉症。

我建議瑪麗先仔細看看她的症狀，再來談精神益生菌的事。她解釋，為了找出腹痛的原因，她來找我之前已經做過很多診斷，包括上消化道和下消化道的胃鏡檢查、腹部電腦斷層掃描和反覆的血液檢查。如同絕大多數因為類似症狀來看我的病患一樣，這些檢查都沒有發現任何異常。前一位醫師只是開了瀉藥，暫時緩解她便祕的情形。同時，她的家庭醫師將她轉介給精神科醫師，該醫師開了幾種抗憂鬱藥物，包括選擇性血清素回收抑制劑

（ＳＳＲＩ），但瑪麗統統不喜歡，因為那些藥物破壞了她的注意力、睡眠和排便習慣。過去有其他藥物對她也產生類似的副作用。

評估完檢測結果後，我簡單問了幾個瑪麗平時生活上的問題。她的平常生活揭露了幾個重要的細節，有助我更清楚了解她的症狀。首先，我問她以前是否出現過任何胃腸道的症狀時，她說她從小到大一直都有腸胃相關的毛病。事實上，她從十幾歲起就有長達數月的嚴重腹痛和便祕的毛病。同時，從有記憶以來，她就一直與焦慮症和憂鬱症鬥爭，但過去幾年特別嚴重。

我小心翼翼地問起她近期發作的情況，好奇她是否能指出可能觸發症狀的特別原因時，她告訴我她幾年前離婚後，成了單親媽媽獨自扶養十幾歲的兒子。瑪麗也敞開心胸，談及她母親經過一段與卵巢癌長期抗戰的日子後，四個月前剛剛過世。我立刻清楚意識到如此深刻的喪母之痛與瑪麗的症狀之間具有潛在的關聯，深陷創傷或悲痛（包括生理疼痛）的病人經常是這樣，但她退得不夠遠，看不出兩者的因果關係。她只有考慮到是母親的緣故導致她患上憂鬱症，但事實上，她之所以情緒低落，與腸胃毛病息息相關。

為了幫助她清楚看見兩者之間的關係，我解釋了大腦和腸道之間那錯綜複雜的互動，以及某些行為因素（例如她所經歷的創傷）可能破壞該系統的平衡，進而導致情緒和腸胃道的變化。儘管瑪麗認為這番解釋很有道理，也替她的症狀提供了醫學解釋，但她仍想知道補充益生菌是否能夠舒緩她的病痛。她已經試過好幾種益生菌來治療便祕，卻沒有注意到情緒有任何變化。我說補充益生菌可能對某些患者的腸道有益，但若期待能對她的情緒有顯著提升，可能性並不高。

「不過，我還是希望主動做些什麼。」她回答。

我明白一種藥治百病的這種想法非常誘人。尤其是對憂鬱症患者而言，為了朝更好的未來邁進，一步一步往上跋涉，真的非常疲累。但說實話，我認為益生菌永遠不會成為治療憂鬱症的主要方法。但我告訴瑪麗，好消息是還有其他方法是她可以控制的——改變飲食和生活方式無疑對大腦和腸道都有益處。改變這兩個器官之間的對話，能讓身心產生轉變。但這需要耐心，肯定比只吃益生菌要來得勞神費時。

瑪麗點點頭，但她已經做足了功課。「我明白，但那些聲稱益生菌與減少患者憂鬱症狀的相關研究，又是怎麼回事呢？」

我承認，有些研究與早期的憂鬱症研究一樣，顯示使用益生菌前後存在顯著差異，證實了腸道菌相和憂鬱症之間的因果關係。

在德黑蘭醫科大學的研究人員進行的一項這類研究中，一百一十名憂鬱症患者被隨機分配接受兩種益生菌（瑞士乳桿菌和長雙歧桿菌）的混合物；或低聚半乳糖，一種益生元；或安慰劑八週。[15]該研究的目的，是比較這兩種針對腸道菌相的介入措施對憂鬱症的影響。研究人員發現，與其他兩組相比，服用益生菌補充劑的患者，症狀顯著減輕了。

另一項由紐西蘭奧克蘭大學的瑞貝卡・斯萊克曼博士（Rebecca Slykerma）領導的安慰劑對照研究中，二百一十二名在懷孕期間和產後出現憂鬱症和焦慮跡象的女性服用了鼠李糖乳桿菌HN001的益生菌，結果症狀出現改善。[16]接受益生菌治療那組的母親，其憂鬱症和焦慮指數顯著低於服用安慰劑的對照組。然而，重要的是要注意，此研究觀察到的情緒變化是次要結果；主要結果是確定這種益生菌對患有濕疹的嬰兒是否有效。

話說回來，根據我對數百名因為憂鬱症和其他情緒障礙而患有消化道症狀的患者的個人臨床經驗，以及我與同事和精神科醫師的交談，我仍然高度懷疑目前市面上的益生菌是否能發揮具有臨床意義的效果。有許多研究聲稱益生菌對各種疾病有健康益處，但出版偏誤（publication bias）——意味著只發表有正向效果的文章——和研究設計的侷限性同樣解釋了為什麼在臨床實踐中缺乏效果的原因。益生菌是否能有效治療腸胃疾病的疑問，最近美國胃腸病學協會（American Gastroenterological Association，簡稱AGA）在其臨床實踐指南中，得出了類似的結論。AGA深入檢視許多已發表文獻之後得出結論，幾乎沒有證據能證明益生菌具有治療消化道疾病的價值，諸如大腸激躁症或發炎性腸道疾病等。

不過，就我的經驗，如果一名病患吃的是高糖、高脂和大量紅肉的標準美國飲食，又不運動卻服用益生菌，實際效果基本上就跟服用昂貴的安慰劑沒有兩樣。我們不能光靠益生菌去取代健康的飲食和生活習慣。更重要的是，以植物為主的飲食有許多好處是永遠無法用益菌生或益生菌藥丸代替的：植物中有成千上萬的分子，每個分子都對健康有不同的好處，相互作用之下，又會增進長期的整體健康。

與其推薦瑪麗一款具體的精神益生菌產品，我反而是把治療計畫放在她的腸腦網絡。我建議她開始採取以植物為主的飲食，這種飲食富含不同類型的膳食纖維，能增加腸道菌的多樣性和豐富度，同時結合各種天然發酵食品。這種組合意在改善腸道菌的生態系統，減輕全身的免疫反應。我同時建議她開始定期喝綠茶，因為多項研究顯示綠茶具有抗憂鬱的作用。這可能與綠茶中某種主要成分有關，基本上是一種多酚提取物，而多酚已經證明可以削減大腦的壓力反應，我將在第七章進一步討論。最後，我把瑪麗轉介給我們診所的一位身心健康教練，他可以幫助她應對最近的喪母之痛，並教她腹式呼吸和其他容易在日常生活中運用的正念減壓練習。這種結合心理健康療法與傳統的地中海飲食，再輔以天然發酵食品，已經證實能夠成功改善憂鬱症的症狀。我在幾個月後的回診追蹤中見到瑪麗時，她感謝我引導她以更全面的治療方式，對腸腦菌叢的失衡進行改善。我們上次見面至今，她接受了短期的認知行為療法，把飲食改成地中海飲食。她覺得自己在克服情緒這方面進步很多，雖然有時候仍會感到煩躁，但總體而言，她估計好轉了七十五％。

泛自閉症障礙

飲食一直被認為在泛自閉症障礙中具有重要作用，這點可以從兩個面向切入：第一是自閉症兒童通常擁有獨特的飲食偏好；第二是心急如焚的父母往往試圖找到一種飲食法，能有效緩解自閉症所產生的行為和腸胃症狀。遺憾的是，除了少數的例外，飲食療法這部分幾乎還沒有任何進展。不過，最近一項研究針對孕婦及其健康和營養對隔代的影響，提供了寶貴的見解。懷孕期間若全身免疫系統長期處於啟動的狀態，與小鼠類自閉症行為增加和兒童自閉症發病率上升有關。[17]因此，後來有多項研究開始調查母親的飲食是否可能引發低度的免疫反應和增加罹患自閉症的風險。[18]

值得注意的是，有兩項這類的研究發現，即使母親沒有肥胖的問題，懷孕期間攝取高脂肪飲食，也會顯著增加嬰兒罹患自閉症和其他精神障礙的風險。來自貝勒醫學院（Baylor College of Medicin）婦產科系的凱爾絲蒂・艾格德教授（Kjersti Aagaard）研究小組的一項動物研究顯示，影響母親腸道菌生態系統的並非母親的身材胖瘦，而是在於她攝取的高脂肪飲食。[19]下一代因此而改變的腸道菌，即使在動物斷奶後改為低脂飲食，也只能修正部分的變化。此外，早期接觸這種高脂肪飲食意外減少了後代腸道中一種非致病性菌株，彎曲桿菌（Campylobacter）的豐富度，進一步證實母親的飲食會影響嬰兒的共生微生物群的概念。

二〇一六年，博士後研究員雪莉・布芬頓（Shelly Buffington）和休士頓的貝勒醫學院神經科學系副教授兼記憶與大腦研究中心主任毛羅・科斯達－馬帝歐利（Mauro Costa-Mattioli）發表了類似的研究結果。他們發現，相當於一天吃多次速食的高脂肪飲食，不僅會導致母鼠肥胖，還會改變後代的腸道菌相，並造成社會行為缺陷，例如與同儕相處的時間很短，鮮少主動與人互動。[20]這些社交缺陷與大腦內獎勵系統的訊息傳遞分子改變有關。隨後的糞便移植實驗顯示，高脂肪飲食的母鼠所生下的小鼠之所以出現這種社交缺陷，是體內微生物的組成失衡造成的。研究人員使用基因組定序（genome sequencing），發現一種羅伊氏乳酸桿菌（Lactobacillus reuteri）在後代體內減少了超過九倍之多。研究人員決定恢復該菌種的數量，並得到了顯著的成果。

「我們培養了一種從人類母乳中分離出來的羅伊氏乳酸桿菌菌株，放入高脂肪飲食後代的飲用水中。」布芬頓解釋。「我們發現單單用這種細菌菌株進行治療，就能挽救他們的社交行為。」雖然重建這種細菌並沒有減少其他與泛自閉症障礙相關的行為，譬如焦慮，但研究人員確實發現羅伊氏乳酸桿菌促進了催產素的分泌，催產素又稱為親密荷爾蒙，有助於社交行為，而缺乏催產素與人類診斷出患有泛自閉症障礙有關。這些研究結果證明了腸道菌相在調節實驗小鼠的社交行為方面具有一定的影響，但能否有效治療患有泛自閉症障礙的兒童仍有待觀察。

由於在小鼠身上看到這些令人鼓舞的結果，有些人便提議使用抗生素、益生菌、益生和糞便移植來治療泛自閉症障礙。一項針對泛自閉症障礙兒童的開放式研究發現，口服萬古黴素（Vancomycin）——這是一種僅在腸道內起作用且不被腸道吸收的抗生素——八週後，腸胃毛病和泛自閉症障礙的相關症狀均有顯著改善，但這些益處在治療結束的幾週後就消失無蹤。[21]在沒有長期跟訪的情況下，益生菌的臨床實驗結果也參差不齊。

要證明這些研究結果適用泛自閉症障礙的患者前，我們還有很多工作得做，而不是一味給予那些絕望的父母錯誤的期待，以為只要使用神奇的精神益生菌就能輕鬆獲得治癒。雖然如此，但這仍是治療神經發展障礙一個最有潛力的研究途徑。

認知能力下降

有鑑於代謝症候群與認知衰退本質上息息相關，因此在研究過早認知衰退的風險因素時，高血壓、心臟病、第二型糖尿病、肥胖症及高膽固醇和高血脂等的相關代謝疾病，就成了必須深入研究的對象。這些疾病當中，無論哪一種都讓患者更有可能發展出其他的疾病，而且都會增加患者認知能力下降和罹患阿茲海默症的風險。因此，最近許多觀察性研究都已經證實，飲食會顯著影響一個人罹患阿茲海默症的風險。

二〇一五年，由迪肯大學費利斯・傑卡教授領導的SMILES研究發現，攝取太少富含營養的食物（例如鮭魚、羽衣甘藍、貝類和藍莓），卻攝取過多的西方加工食品（代表食物像「烤肉、香腸、漢堡、牛排、薯條、薯片和軟性飲料」）會使左側海馬廻的體積縮小，這是一個對記憶功能至關重要的大腦區域，阿茲海默症患者的大腦中該區域有縮小的現象不斷被反覆發現。[22]研究人員對二百二十五名未被診斷出有阿茲海默症的受試者進行研究，所有受試者年齡大約在六十歲左右。他們一共做了兩次腦部掃描，前後相隔四年。過程中，研究人員用食物頻率問卷（food-frequency questionnaire）來評估他們的飲食習慣。有定期攝取植物性食物健康飲食習慣的人，左側海馬廻的體積較大，反之攝取西方飲食的人，海馬迴的體積則比較小。這與之前在動物研究中所觀察到的結果一致。可惜的是，由於這四年間並沒有進行認知測試，加上研究設計是屬於觀察性的，因此研究人員只能推測是飲食差異造成大腦變化和認知能力逐漸下降的原因。

市面上已經針對特定疾病開發了幾種混合型的地中海飲食，例如得舒飲食（DASH，防止高血壓的飲食法）[23]和麥得飲食（MIND，針對減緩神經退化性疾病的飲食介入），全部都是以植物為主的飲食法。得舒含有更多對心臟健康有益的脂肪。麥得結合了地中海和得舒飲食，重點在於改善與大腦功能相關的飲食，例如多吃富含多酚的莓果和綠色蔬菜，但相較於得舒和地中海飲食，此飲食法不建議食用大量的水果、奶製品、馬鈴薯，或者每週吃一餐以上的魚類。在許多隨機介入實驗中，都已經證實了地中海飲食和得舒飲食有益於減輕代謝症候群的各種症狀，包括肥胖症、高血壓、糖尿病、高膽固醇和高血脂、胰島素敏感性（insulin sensitivity）、代謝性內毒素症、憂鬱症和認知能力下降——這些症狀不僅互有關聯，也與阿茲海默症有關。

麥得飲食是由已故的瑪莎・莫利斯博士（Martha Morris）於二〇一五年所創，她是內科教授、社區研究助理教務長，以及羅許大學老齡化健康研究所（Rush Institute for Healthy Aging）的所長。這項飲食法是她為了透過食物營養來預防阿茲海默症的開創性研究。[24]她在羅許大學「記憶與老化研究計畫」中，挑選了九百七十名受試者測試麥得飲食的效果，這些志願者住在芝加哥的退休社區和銀髮族的公共住宅。受試者每年會接受一次神經衡鑑和飲食評估，計畫一共持續九年。計畫的主要目標，是想知道麥得飲食的堅持程度是否與認知能力和阿茲海默症的發展有關。研究人員設計了「麥得飲食評分表」來評估受試者遵循飲食的程度有多高，同時追蹤認知能力的變化。而確實，在研究期間，那些最認真遵守飲食法的受試者，衰退情形明顯減緩（藉由認知測試分數評估），阿茲海默症的發病率也降低了。事實上，與得分最低的三分之一相比，麥得飲食評分得分最高的三分之一的人，阿茲海默症的發病率大幅下降了五十三％，中間三分之一的人發病率則下降了三十五％。由於數據分析沒有任何統計證據顯示麥得飲食評分與阿茲海默症發病率之間的關係，是參與者的肥胖症、代謝功能失調或心血管疾病所導致的，因此研究人員得出結論，堅持麥得飲食可能對大腦有直接的影響。

一般認為，發病率之所以改善，關鍵因素在於由小腸吸收的營養素和腸道菌叢產生的代謝物，兩者皆來自以植物為主的飲食。許多動物研究顯示，動物脂肪含量高的飲食會對腸道菌叢產生不良影響，導致神經細胞發炎、記憶力下降、引發焦慮、腦源性神經營養因子（brain- derived neurotrophic factor，簡稱ＢＤＮＦ）減少，這是一種促進神經元生長的必要蛋白質，對中樞神經系統的學習力和長期記憶至關重要。[25]此外，研究顯示，地中海飲食有助於增加諸如乳酸桿菌、雙歧桿菌和普雷沃氏菌等有益細菌屬的豐富度，同時減少容易致病的梭菌屬。整體而言，這些因為飲食而改變的腸道菌組成，有許多好處能促進代謝健康，例如降低壞膽固醇和血脂，以及減輕全身的免疫反應。[26]

受到上述拿坡里大學對於超重人口及其腸道菌相的研究啟發，愛爾蘭科克大學微生物基因體學的保羅・奧圖爾教授（Paul W. O'Toole），以及來自五個不同歐洲國家的研究團隊，想知道地中海飲食對腸道菌相的影響，是否與認知能力下降和其他衰弱指標有關。[27]在這裡所謂的衰弱，指的是低度的慢性發炎、肌力萎縮、骨質密度變低、認知功能下降，以及第二型糖尿病、阿茲海默症或帕金森氏症的風險增加，這些在已發展國家的老年人中都很常見。

研究人員對六百一十二名從六十五至七十九歲的受試者進行為期一年的飲食介入，評估此飲食法對腸道菌生態系統和相關症狀有何影響。其中，有三百二十三人採用地中海飲食，而另外的對照組有兩百八十九人繼續正常飲食。這項研究發現，採用地中海飲食的受試者體內，顯著增加了能夠改善認知功能的腸道菌，血液的發炎標記和衰弱指標也降低了。

採用地中海飲食而變得豐富的特定腸道菌——所謂的「腸道好菌」——包括普氏糞桿菌、羅氏菌屬、擬桿菌屬和普雷沃氏菌，都與改善代謝健康有關而聞名。大部分的這些腸道好菌已經顯示與促進健康的現象有關，包括產生短鏈脂肪酸和抗發炎分子，同時與第二型糖尿病和大腸癌等疾病呈現反向指標。

在第三章討論的傳統狩獵採集人口中，也持續發現相同的腸道菌；這些腸道菌反映出的，是一種大量攝取未加工食品、富含膳食纖維，以及沒有化學添加物的飲食。這些腸道菌也與大量攝取複合碳水化合物或纖維分子有關，以植物為主的地中海飲食便是以此著名。值得注意的是，拿坡里大學的研究也觀察到相似類群增加的情況，該研究的受試者年紀較輕，說明了這些有益健康的飲食受惠的不僅限於老年人，而可能是所有年齡層的人。事實上，這兩個研究團隊已經合作設計出一項實驗，發現地中海飲食與某些能夠降低發炎反應、糖尿病和心血管疾病風險的短鏈脂肪酸的增加有關。然而最重要的是，這項研究證實了即使只堅持採用一年的地中海飲食，也與減少衰弱指標、改善認知功能和減少血液中的發炎標記密切相關。

相反的，在地中海飲食中豐富度下降的微生物屬包括瘤胃球菌屬、糞球菌屬和範永氏球菌屬（veillonella）。腸道中富含這些菌屬的，全都是習慣攝取含有大量糖分或單一碳水化合物的典型西方飲食的人，相當不健康。

當研究人員撇開好菌壞菌的豐富度不談，改而評估由飲食引發的代謝功能變化時，他們看到了關於腸道菌相的不同風景。微生物攝取愈多非澱粉的複合碳水化合物——這占了地中海飲食很大的部分——腸道好菌就愈多。相比之下，微生物攝取愈多單醣和精製糖——這是組成西方飲食很重要的一環——腸道好菌就愈少。不良的腸道菌相反應也會伴隨好幾種由微生物分泌的次級膽酸大量增加的情況，正是杜克大學的瑞瑪・卡杜拉－道克博士表示可能對大腦有不良影響，且可能導致認知能力下降的相同膽酸，暗示它們與阿茲海默症的發展有關。[28]

然而，這項研究中最引人注意的發現之一，是這兩組微生物不僅對地中海飲食介入的反應不同，它們在腸道菌網絡中所具有的作用也非常不同。把第二章用來分析如大腦等複雜系統的數學方法應用在腸道菌網絡時，我們可以發現，因為地中海飲食而增加的腸道菌在這個網絡中，占據了極具影響力的中心地位。以網絡科學的術語來說，這表示這些微生物可以控制網絡中的其他微生物及其功能。另一方面，因為飲食介入而減少的腸道菌，在此一網絡中占據的是影響力較小的外圍位置。乍聽之下，這像是艱澀難懂的科學發現，實際上，這讓大眾重新認識到以植物為主的飲食有諸多好處。腸道好菌分類群的地位和影響力，說明了它們對整個腸道菌生態系統的穩定性非常重要，讓它們成為了「關鍵」物種。任何生態系統只要喪失關鍵的物種——例如黃石公園的狼或大草原上的野牛——都會對整個生態系統的健康產生深遠的影響。

雖然以植物為主的飲食對某些腸道菌功能和腸道健康有益的概念，我們已經知道好一段時間了，但是這些新發現甚至揭露了更大的好處。這些發現讓我們更清楚了解健康飲食能夠促進腸腦菌生態系統在面對壓力時的恢復能力，進而促進我們的整體健康。

愈來愈多研究腸道菌相的科學家把網絡科學和圖論（graph theory）應用在腸道菌網絡上。我個人的研究小組已經開始將腸道菌相的網絡特徵（例如中心性、樞紐性、彈性）與大腦的網絡特徵串聯起來，把這種多體學（Multiomics）的系統生物學方法，應用在健康和疾病的腸腦菌網絡上。正如我在第二章解釋的，無論網絡是由大腦中數十億個神經細胞，還是腸道中的數兆個腸道菌所組成的，並不重要。這類系統的管理規則都非常相似。事實上，生物聯動性（biological interconnectedness）的概念非常重要，幫助我們理解其實我們自身的健康、吃的東西，以及我們與世界的互動都是相互影響的。

下一章，我將繼續探討另一種聯動性——即運動、心理健康和健康飲食之間的重要關係。想過充實且長壽的人生，以植物為主的飲食不是唯一的要素。最近的研究顯示，飲食搭配運動對我們的健康有更大的好處。

第6章　擴大連結：運動和睡眠如何影響我們的腸道菌相

人體是一個緊密相連的網絡，其中大腦、腸道和腸道菌相是主要的樞紐。如果大腦—身體網絡出現失調，可能引發低度的慢性發炎，增加罹患慢性病的風險。雖然飲食是降低這種風險最重要的策略之一，但科學證據清楚顯示我們的生活方式，尤其是運動和休息，也會大大影響我們的健康，包括我們腸道菌相的組成和功能。雖然有些影響健康的因素是我們無法控制的——例如遺傳和社經環境——但仍有一些方式可以幫助我們掌握自己的命運。

運動

數十年來，我們都知道運動是維持健康和長壽的基礎。規律運動對新陳代謝和心血管健康的好處，都已經有許多詳細的研究，像是能降低心臟病和中風的風險，增進大腦健康，減少憂鬱和焦慮的情緒，以及避免認知能力下降。相對而言，就我們當前的健康危機，久坐不動的生活方式，才是發病率高的關鍵因素。最近的研究也發現，運動可以保持健康，延年益壽。二〇二〇年，由法蘭克・胡博士（Frank P. Hu）和佛雷德里克・史德爾博士（Frederick J. Stare）帶領的哈佛公共衛生學院所發表的研究證明，有五種良好的生活方式可以為一個人的平均餘命減少罹患病痛的歲月，其中一種就是每天至少進行三十分鐘的中度至劇烈運動。另外四種，則是健康的飲食習慣、維持正常體重、不抽菸和適度飲酒。作者表示，如果在五十歲前採用這五個簡單的生活指南，可以增加七到十年的無病歲月。[1]即使在中年後期養成健康的習慣，也可以在不依賴醫療系統，以及不服用愈來愈多藥物的情況下延長壽命。

赫爾辛基大學的索雅・尼柏格博士（Solja Nyberg）所領導的一群芬蘭研究人員，發表了類似的發現。來自多個歐洲國家的十一萬六千零四十三名受試者所參加的一項前瞻性跨世代研究中，可以從統計資料上發現某些健康的生活習慣和無病歲月的增長之間存在顯著的關聯。[2]研究人員發現，與無病歲月最為相關的因素是運動、健康的BMI指數、無吸菸史和適度飲酒。當中有許多因素，也與延年益壽、避免罹患第二型糖尿病、心血管與呼吸系統疾病，或癌症有關。雖然哈佛大學和赫爾辛基大學的研究都沒有證明運動或其他因素的因果關係，但兩者都為運動提出一個強而有力的理由。

運動不僅與健康飲食一樣對身體有益，而且哈佛大學的研究顯示，飲食和運動之間可能存在良性互動。也就是說，想要延年益壽，結合健康飲食和每天運動，比單獨只做一種的正面效果要大得多。我相信結合兩者對腸腦菌網絡的健康可以產生強化效應，防止免疫系統的不當參與。相反的，缺乏運動及不良飲食習慣會引發全身低度的免疫反應，導致腸道菌相和腸道免疫系統之間溝通不良。證據顯示運動對腸道菌叢有益，並提升運動表現，這一點與腸腦菌網絡相互溝通的模式相符。

正如許多微生物學的研究一樣，首要證據來自對實驗小鼠的研究。研究發現，自由放養小鼠和活動受限小鼠的腸道菌叢大不相同，一種叫丁酸鹽（butyrate）的短鏈脂肪酸濃度也較高。[3]短鏈脂肪酸是由大腸中某種腸道菌分解膳食纖維產生的。其中最常見的短鏈脂肪酸有丁酸鹽、醋酸鹽和丙酸鹽，它們對腸道、免疫系統和大腦有正面影響，能夠增強腸壁，讓免疫功能恢復正常，並引發飽足感。

這些早期關於腸道菌叢在活動力強的小鼠身上發生改變的研究結果，又進一步地在愛爾蘭科克大學食藥中心（Alimentary Pharmabiotic Centre，簡稱APC）弗格斯・沙納漢（Fergus Shanahan）教授領導的研究團隊下，針對愛爾蘭頂尖橄欖球運動員進行了另一項關鍵研究。[4]研究人員比較了橄欖球員和BMI值從正常至偏高、但習慣久坐不動的人所組成的健康對照組，希望知道兩組之間的腸道菌相有哪些不同特徵，以及肌肉活動和血液中低度免疫反應的各項指標。研究人員發現，兩組之間的腸道菌多樣性和生物豐富度出現明顯差異，代謝功能和糞便代謝物的活性也有顯著不同。運動員的腸道菌多樣性和豐富度較高，公認有益腸道健康的Akk菌和其他幾種產生短鏈脂肪酸的腸道菌分類群也更多。這些微生物變化，也跟較低程度的全身免疫反應和較高濃度的肌酸激酶（Creatine kinase）有關，這種酶會隨著肌肉活動量而變化。此外，運動員擁有更多用來產生短鏈脂肪酸的腸道菌基因，以及生成胺基酸和啟動碳水化合物代謝所需的基因。這些基因的增加，與增強體質和整體健康息息相關。然而，由於這項研究沒有控制橄欖球員攝取較多蛋白質和卡路里的飲食習慣，因此研究人員無法判斷這些差異是否也受到運動員飲食的影響。

一項對健康人體進行的長期性研究顯示，若無關飲食變化的因素，耐力運動確實對腸道菌相的組成和功能有影響。這項研究由伊利諾大學厄巴納－香檳分校運動暨社區衛生學系的團隊，在傑佛利・伍茲博士（Jeffrey Woods）的領導下完成。團隊在控制飲食的前提下，想知道為期六週的耐力運動對清瘦和肥胖成年人的腸道菌叢組成和功能有哪些影響。[5]研究人員召集了十八名清瘦的受試者和十四名肥胖的受試者，他們的共同點都是過著久坐不動的生活方式。受試者參加了為期六週、每週三天的運動管理計畫，以鍛鍊肌耐力為主，每天從三十分鐘進展到六十分鐘，訓練強度從中等到激烈。實驗過後，受試者再次恢復原本久坐不動的生活方式六週。研究人員收集了運動六週前後，以及恢復不運動後六週的糞便樣本。這項運動計畫使得身體組成出現顯著變化，淨體重（除去脂肪的體重）增加，體脂肪相對比例降低。此外，改變運動習慣，也使得能促進腸道健康的短鏈脂肪酸增加了。這種有益效果在多個研究層面得到證實：能夠產生短鏈脂肪酸的腸道菌增加了（包括梭菌目〔Clostridiales〕和羅斯氏菌屬〔*Roseburia*〕、毛螺菌屬〔*Lachnospira*〕和糞桿菌屬〔*Faecalibacterium*〕），而透過代謝體學發現，產生短鏈脂肪酸的微生物基因和糞便中的短鏈脂肪酸濃度也增加了，這是一種估測腸道菌代謝物數量的技術。研究人員發現，腸道菌叢多樣性的改變，在所有受試者中的情況並不是一致的，而是取決於受試者的體重指數或BMI值。糞便樣本中，因為運動而增加的短鏈脂肪酸濃度，主要是在清瘦的受試者體內觀察到的現象，在肥胖受試者身上比較少見。就腸道健康而言，參加定期運動計畫的受試者中身材較瘦的受益最大。

一旦運動計畫停止，這些變化多半會逆轉的情況也就不足為奇了。作者得出結論，控制飲食變項的前提下，運動會讓人體腸道菌叢的組成和功能發生變化，但取決於肥胖狀況，以及是否有持續的規律運動。想要靠運動改善腸道菌相的健康，絕對不能抱著三天打魚，兩天晒網的心態。儘管這項研究沒有直接回答這個問題，但有理由認為因為定期運動而改變的腸道菌代謝物，有助於增加幸福感，即所謂「跑步者的快感」。

定期的適度運動對健康有益，已經獲得無庸置疑的證據支持，相較之下，極端運動卻被發現對腸道健康和整體健康是有問題的。我記得三十七歲的大衛在幾年前來到我的診間，熱愛跑步的他，對他的症狀給了很具體的解釋：過去兩年間，每次跑到二十英里左右的距離，就會腹瀉發作，屢試不爽。這件事一再地讓他無法抵達每場馬拉松的終點線。大衛迫切想弄清楚是什麼原因導致如此惱人的問題，他又能做些什麼。最近，他在慢跑雜誌上讀到一篇文章，認為他的反覆腹瀉可能與腸道菌相失調有關。

碰巧的是，我最近應邀在丹佛舉行的美國運動醫學學院年會上發言，在那裡獲得了更多訊息，得知極端運動可能對腸道和腸道菌相有不良影響。我把最近由美國陸軍環境醫學研究所軍事營養部的J．飛利浦・卡爾（J. Philip Karl）所領導的一項研究結果告訴大衛。[6]研究團隊的目的，是想檢視高強度耐力運動是否會對腸道菌的組成和代謝活動產生不良影響，以及這些影響是否與腸道通透性的變化——「腸漏」現象有關。在這項研究中，七十三名士兵每天獲得三份食物，並可以在為期四天的越野滑雪行軍中，選擇添加蛋白質或碳水化合物的補充品。研究人員會在劇烈運動前後，分別測量他們的腸道通透性、血液樣本和糞便樣本。雖然每次觀察到的變化不盡相同，但腸道通透性平均增加了六十%，並且與全身免疫標記的增加有關。運動引起的腸道菌組成變化，包括消炎菌種的數量減少，如擬桿菌屬、糞桿菌屬和羅斯氏菌屬，以及幾種罕見、有害的分類群豐富度增加。這些變化，連同包括精胺酸和半胱胺酸在內的幾種糞便代謝物的減少，都與腸道通透性增加有關。

「可是運動不是應該對腸道有益嗎？」大衛說。我告訴他，原則上他說得沒錯，但又解釋極限運動和適度運動是有區別的，比如去健身房或每天慢跑。[7]據統計，大約有二十%到五十%的極限運動員有腸胃相關的毛病，包括脹氣、痙攣、腹瀉、胃灼熱、噁心、嘔吐和血便，[8]女性更常見。

「一般來說，這些運動員大多沒有經歷過這樣的不良症狀。」我解釋道。「你會生病、而其他長跑運動員不會的原因，在於你的腸道對長跑造成的身體壓力是否有抵抗力，而這個差異與腸道菌相有關。」

「可是我的腸道菌怎麼知道我運動的強度有多高呢？」大衛問。

好問題，我自己也納悶過這點。身體是否有一個專門的訊息傳遞系統來通知我們腸道中數以兆計的微生物說：我們現在太懶了，還是運動過度？

我們所知道的是：運動健身會啟動自主神經系統，向腸道發出訊號，改變腸道的蠕動、身體各部分的傳遞、液體和黏液的分泌、腸道血流量和腸道通透性。這些影響改變了腸道菌的棲息地，於是它們盡可能去調整適應。極限運動儘管讓人興奮並帶來成就感，但可能會造成我們現代的日常挑戰和古老的壓力反應系統之間失去協調。高強度耐力運動——超級馬拉松、鐵人三項或極限挑戰營——對身體的要求會讓大腦敲響警鐘，進而產生過度的壓力反應。對某些脆弱的個體，這些增加的壓力訊號會導致腸漏和啟動免疫系統反應，隨之而來的是身體和大腦出現不良影響，以及腸道菌豐富度和行為發生變化。

我給大衛的建議，是換成對腸道菌相有益的飲食。他需要額外提供腸道菌可利用的碳水化合物（膳食纖維的主要成分），以抵消他因為激烈運動而減少的那些能夠生成短鏈脂肪酸的腸道菌。具體來說，我建議他少吃紅肉，改吃富含蛋白質、膳食纖維和多酚的植物性食物，像扁豆、豆類、穀物，以及各種蔬菜水果。

我告訴大衛，定期的適度運動對腸道健康有好處，對腸免疫系統有消炎作用。這裡的關鍵字在於「定期」和「適度」：如果你的運動頻率斷斷續續，努力可能會大打折扣，但如果運動過於劇烈，你的腸道可能會承受不住這種身體壓力——就像大衛一樣——而對健康產生反效果。與以植物為主的飲食一樣，定期運動的好處主要是藉由增加腸道微生物群來增加短鏈脂肪酸，進而增強腸壁的完整性，免於引發與腸道相關的免疫反應。

大衛的問題促使我對於我們的飲食、運動習慣和兩者如何互相支持，做了更深入的研究。鑑於飲食和運動都會對腸道菌相及其與身體和大腦的溝通產生相似的有益變化，我好奇以植物為主的飲食在提高運動表現上，有沒有可能打敗以高蛋白質為主的動物性飲食，與時下盛行的運動教條反其道而行。

二〇一八年的紀錄片《茹素的力量》（*The Game Changers*）講述了菁英特種部隊教練兼綜合格鬥比賽真人秀《終極鬥士》（*Ultimate Fighter*）的優勝者詹姆士・威克斯（James Wilks），走遍全球尋找哪種飲食最能夠提升運動表現的故事。威克斯諮詢了頂級運動員、特種士兵和有遠見的科學家後，最終得到的結論是，我們都根深柢固地認為攝取大量的動物性蛋白對運動成績至關重要，但事實正好相反，植物性飲食不僅能提供一樣多的蛋白質，也可能讓運動員發揮出更好的表現。這個事實放在古羅馬人身上也不例外，他們競技場上的格鬥士和士兵吃的大多是素食。儘管這部廣受歡迎且極具影響力的紀錄片中所提供的多數證據都是小道消息而不是既定科學，但我認識的許多運動員都因此改變了他們的飲食習慣，也沒有人的運動表現因此下滑。

艾布雷特・海德（Embriette Hyde）是一位科學作家，也是加州大學聖地牙哥分校美國腸道計畫的前任專案經理。身為一名狂熱運動員的她，建立了一項無對照組的小型研究，以更為科學的方式證實了這個理論。[9]她決定研究幾位頂尖運動員的飲食習慣和腸道菌相，評估腸道菌的生態系統是否真的對這些運動員的獨特表現發揮了作用。

首先，她評估了一組極限運動員的糞便樣本，包括攀岩和登山的好手艾力克斯・霍諾德（Alex Honnold）、艾蜜莉・哈靈頓（Emily Harrington）和阿德里安・巴林傑（Adrian Ballinger）；跑者勞勃・卡爾（Rob Carr）和艾蜜莉亞・布恩（Amelia Boone）；滑雪者科迪・湯森（Cody Townsend）；和衝浪手費蓋爾・史密斯（Fergal Smith）。接下來，她將這些運動員微生物屬的豐富度，與一萬五千份糞便樣本的數據庫進行了比較，其中許多樣本來自美國腸道計畫。這些運動員之中，有些吃的是以植物為主的飲食，其他人吃的肉量則有多有少。多數運動員的微生物種類豐富度高，擁有將纖維分解成短鏈脂肪酸的能力。其中以艾力克斯・霍諾德特別突出，體內富含大量的普雷沃氏菌，反映出他以植物為主的飲食。有沒有可能是霍諾德體內腸道菌產出的大量短鏈脂肪酸，在他如超人般攀爬陡峭岩壁的過程中發揮了作用？就像他在獲獎紀錄片《赤手登峰》裡徒手攀爬酋長岩那樣？新興的科學研究確實證明了他的腸道菌可能伸出了援手。

哈佛醫學院遺傳學系的強納森・謝曼（Jonathan Scheiman）最近領導的一項研究，為這個問題提供了部分的答案。[10]透過研究波士頓馬拉松的選手比賽前後的腸道菌相，這些研究人員發現，與久坐不動的對照組相比，有些選手體內有大量的範永氏球菌，並且在跑完後有增加的現象。顯然，與大衛不同的是，這些選手不容易因為長時間的運動而對腸道產生不良影響。並不是每個人都有這種問題，不同類型的運動也會對身體產生不同的影響。研究人員從選手的糞便樣本分離出一株範永氏球菌並植入小鼠體內時，大幅增加了小鼠在跑步機上奔跑的時間，顯示這個結果可能與範永氏球菌在劇烈運動時產生的代謝物有關。

乳酸是肌肉細胞在身體分解碳水化合物以獲取能量時形成的一種物質，尤其是在劇烈運動期間。後來事實證明，範永氏球菌這個腸道菌唯一的能量來源就是乳酸。研究人員對頂尖運動員的基因組進行分析時，發現運動後，每個能夠把乳酸代謝成丙酸鹽這個短鏈脂肪酸的基因都有所增加。這種丙酸鹽被釋放到腸道中，然後由血液吸收。

科學家們也發現血液中因為運動而產生的乳酸會滲透到腸道內腔，並與某些腸道菌接觸，包括範永氏球菌。研究人員將運動員富含短鏈脂肪酸的糞便物質移植到小鼠體內時，囓齒動物的跑步時間又再次增加。想要確定「增加的短鏈脂肪酸就是增進運動表現之原因」的這個論點，還得做更多的研究，但它很有可能是我們肌肉的額外能量來源。這些研究顯示，一種特定的腸道菌株把運動時產生的多餘乳酸轉化為新的能量來源，增強了小鼠在跑步機上的表現。研究人員透過這些有趣的研究，在腸道中發現了一種與腸道菌相有關的自然化學變化，可以提高運動表現。不僅是運動員在運動過後，腸道中的範永氏球菌增加了，該腸道菌用來轉化乳酸的代謝途徑也變得活躍。

然而，先有雞還是先有蛋的問題依舊存在：究竟是馬拉松選手本身的腸道菌相讓他們成為更好的運動員，抑或是馬拉松訓練有效改變了他們的腸道菌組成？謝曼的研究團隊認為，運動產生的高乳酸環境提供了一種優勢，要麼就是創造更多能夠代謝乳酸的有機體，如範永氏球菌，要麼就是腸道菌的代謝能力提高了，或兩者兼而有之，進而提升運動時的耐力表現。或許飲食對某些運動員也以類似的方式影響了他們的腸道菌相。無論如何，無庸置疑的是，富含腸道菌可利用碳水化合物（ＭＡＣ）的植物性飲食，會促進生成短鏈脂肪酸的腸道菌增加，這不僅有助於提高腸道菌相的健康，而且擁有大量範永氏球菌的人在劇烈運動時會產生額外的能量。這種飲食能全方面幫助運動員和有運動習慣的人。

飲食和情緒如何影響腸道菌相

我們每個人都不免面臨各種可能觸發大腦壓力反應系統的挑戰，因而進一步影響到自身的腸道及腸道菌相。不過，我們也會遇到一些小挑戰，這些絆腳石不會在多數人的體內引發警報，但隨著壓力的積累，仍會產生戰鬥或逃跑反應，從而衍生一連串顯而易見的問題。研究結果不斷顯示，人們對健康的想法和感受會影響他們的行為和結果。我們的思維強大到可以形塑各式各樣的後果，包括運動的效果、壓力和飲食對人的影響，以及壽命的長短。

研究顯示，比起抱持正面態度的人，認為衰老必定會導致身體或精神惡化的人，實際上也比較早死。一項調查發現，比起研究中的其他群體——包括實際上沒什麼壓力的人，那些不把壓力視為有害的人死亡的可能性最小。[11]史丹福大學心理學助理教授兼史丹福身心實驗室負責人阿莉亞・克魯姆博士（Alia Crum）主持的一項研究發現，在二〇〇八年金融危機時期觀察到的金融從業人員中，與那些認為壓力讓人心力交瘁的同行比起來，認為壓力增強了工作能力的人，身體也更健康。[12]同一批研究小組也發現，飯店客房清潔人員如果認為自己的工作等同於運動的，與不以這種方式看待工作的清潔人員相較之下，前者的體重和血壓指數下降的幅度更大。在這些情況下，大腦對周遭環境的解釋及員工對工作的態度，比起工作本身，對他們的幸福感影響更大。

同理可證，人們對某些食物吃下肚對人體是好是壞的看法，也會影響他們攝取這些食物之後的生理反應。身處大量假消息的時代，網路上到處充滿錯誤的「飲食科學」，並透過社群媒體散布出去，導致特定食物對人體有害的看法廣為流傳。麥可・波倫（Michael Pollan）在大約二十年前，將這種迅速發展的趨勢稱為「全國性飲食失調」。[13]我們在選擇食物的過程時，情緒喜好占了很大的因素。有些證實是明顯的精神疾病，例如健康食品痴迷症（一種對尋找完美健康飲食的不切實際的痴迷）、厭食症、貪食症，以及所有與食物相關的恐懼症。其他則是波倫在文章中提到的「美國獨特的」食物流行文化，包括恐油症（害怕脂肪）、恐碳症（害怕碳水化合物），以及許多自我診斷但未經證實的食物過敏。

這些包括精神疾病在內的問題，都有一個共同點，即是有著名的「特質焦慮」風險因子——始終認為環境充滿威脅。這項特質從小就存在於特定的個體中，同時也會增加罹患其他精神疾病的風險。對於那些對飲食患得患失的人來說，這種潛意識的異常焦慮和過度反應會引發壓力反應，以及腸道和其腸道菌相的所有問題。在波倫的文章中，他寫到賓州大學的心理學家保羅・羅津（Paul Rozin）與法國社會學家克勞德・費雪（Claude Fischler）兩人廣泛研究了不同文化之間看待食物的差別態度。羅津和費雪認為我們對食物的扭曲心態和反射性的焦慮，是明顯的美國問題，高社經地位的族群尤其嚴重。我們應該學習其他文化，以正常心態看待飲食，放輕鬆、把飲食當作社交的一部分，這樣大大有助於打破我們暴飲暴食和追求流行飲食法的惡習。[14]在羅津和費雪調查的四個族群中——美國人、法國人、北比利時人、日本人——美國人從飲食中獲得的樂趣最少。這是因為在愉快的社交場合中與親朋好友一起吃飯，而不是在車裡或電視機前囫圇吞棗，讓人感覺很棒。在眾人愉快的陪伴下無憂無慮享用美食的時候，大腦的神經通路會帶給我們快感。

跨文化的飲食解方

在我的執業生涯中，見過許多有慢性消化道疾病的患者。我清楚記得克莉絲汀，一位二十出頭的可愛年輕女性。當初她和父親來到我的診間，希望能治癒她腹脹和便祕等的不適症狀。克莉絲汀是一間長春藤大學的大四生，雙主修商業和義大利語。她準備在秋季申請法學院。除了繁重的課業，克莉絲汀還是游泳校隊的一員。儘管她在高三時就飽受焦慮之苦，但直到大一中期才出現消化道的症狀，與她參加游泳校隊後開始劇烈運動的時間一致。克莉絲汀主要擔心腹脹的問題，這會導致肚子明顯脹大，偶爾還會噁心想吐。症狀發生時，她對自己的身體感到很不自在，尤其是在泳訓和社交場合的時候。

來找我諮詢前，她看過幾位醫師和營養師，他們也推薦了不同的治療方法——包括無麩質飲食，以及受到許多醫師歡迎的低FODMAP飲食法，減少豆類中的可發酵纖維，進而減少氣體的產生，腹脹和大腸激躁症。然而，對克莉絲汀而言，沒有一項飲食法能減輕她的症狀。

我們聊天時，克莉絲汀提到她在義大利讀了一學期的書，最近剛從佛羅倫斯回來。「我超喜歡佛羅倫斯，那大概是我目前為止最棒的大學時光。而且驚訝的是，我待在那裡的時候，所有消化問題幾乎都不見了。起初我害怕吃含麩質的食物，但在義大利不吃義大利麵似乎有點瘋，所以我屈服了，不僅吃了義大利麵，還吃了麵包、披薩和各式各樣的蔬菜——而且沒有任何腹脹。超扯的。幾週後，我不再對麩質感到恐懼！」

我告訴克莉絲汀，她不是第一個旅行時消化道症狀出現如此驚人變化的患者。「你回美國後發生什麼事？」我問道。

「我在回洛杉磯的飛機上就已經焦慮不已了。」她坦承。「我害怕我的症狀會復發——害怕我只有在義大利才能奇蹟似地吃什麼都沒有副作用。」在回程的班機上，她吃了素食千層麵、一個麵包捲和小甜點。顯然，千層麵的滋味與她每天在佛羅倫斯享用的美味義大利麵相去甚遠，這種差異只會讓她擔心先前恢復健康的狀態好得不像真的。

果不其然，她回國才過了幾週，所有的老毛病統統回來了，她吃東西時又開始焦慮身體可能會發生什麼事。所有的食物似乎都會讓她脹氣。「看樣子你在義大利吃得很好喔！」一天在練習的時候，游泳校隊上的某個人這樣開玩笑說。這句話不但讓克莉絲汀覺得無地自容，也證實了其他人和她一樣能清楚看見她的問題。

我向克莉絲汀解釋我們的大腦很強大，能夠影響腸道及腸道菌的運作。我告訴她，光是稍微和她一聊就知道她明顯承受了極大的壓力，不僅要維持優異的成績，還得挑戰自己的體能極限。相形之下，她聽起來似乎比較享受在義大利的優閒生活，有空閒時間看書，或跟朋友一起待在咖啡廳喝卡布奇諾、吃冰淇淋，做一些她不允許自己在國內做的事情。她的消化道之所以暫時恢復健康，高品質的義大利食物可能發揮了一定的作用，但事實是，她的慢性症狀並非任何特定的食物所造成的，所以合理來說，食物本身並不是罪魁禍首。

我告訴克莉絲汀，我懷疑她的慢性壓力和對食物的恐懼，改變了她腸腦菌網絡的互動。我提到激烈運動及其對腸道有負面影響的相關研究，尤其再加上壓力，更是雪上加霜。我建議克莉絲汀去諮詢我們的健康教練，討論短期的認知行為療法是否可行。我希望這項療法能幫助她消除她對食物的焦慮，減輕她施加給自己的壓力。接著，我建議她降低激烈運動的頻率。以她的例子，這表示僅在學校練習游泳，別去私人游泳池做額外的訓練。

吃東西是一種相當主觀的感受。克莉絲汀的經歷彰顯了當一個人長期執著地衡量某些食物對健康的影響時，會有怎麼樣的情緒。吃東西變成了苦差事而不是樂趣。許多研究解釋了克莉絲汀的問題很可能是心理作用，人們對完全相同的食物可能覺得滋味絕佳、有飽足感、好吃或淡而無味、吃不飽、難吃，一切都取決於他們在入口前對食物的描述。研究還顯示，對食物的看法可以引導人們吃得更健康。二〇一六年，芝加哥大學布斯商學院的研究人員凱特琳・伍利（Kaitlin Woolley）和阿耶萊特・費什巴赫（Ayelet Fishbach）發表了一項研究，研究人員鼓勵其中一些受試者「選擇你覺得最美味、吃起來會最享受的胡蘿蔔」。比起鼓勵「選擇你覺得最健康、吃下肚能獲益最多的胡蘿蔔」的受試者，他們吃了更多的胡蘿蔔。[15]同樣的，根據同一批研究人員所做的另一項研究中，當小孩子聽到故事中的主角吃胡蘿蔔時，是享受到其美味的滋味，而不是透過吃胡蘿蔔而實現某個特定目標時，他們也會吃下更多的胡蘿蔔。

史丹福大學的阿莉亞・克魯姆博士曾研究人們對壓力的態度決定了人們對壓力的反應，也領導了一項全面的大規模研究，評估正向的飲食心態影響我們選擇並食用健康食品的程度有多大。克魯姆博士的實驗室與菜單變革大學協作研究會（Menus of Change University Research Collaborative）合作，在美國五家大學學生餐廳以隨機對照的方式，進行一項名為DISH（美味印象支持健康飲食）的研究。研究人員測試比起注重健康描述的標籤（例如清淡和低碳水化合物的四季豆），更放縱、注重口味的標籤（例如清甜的四季豆和鮮脆的青蔥）是否會影響人們吃下的蔬菜量。[16]實驗為期一百八十五天，可選擇的蔬菜有二十四種。在十三萬七千八百四十二次的用餐時間內，選擇注重口味的標籤比起注重健康的標籤增加了近三分之一，與一般標籤（僅寫著四季豆）相比增加了十四%。

研究人員同時證明了，人會被注重口味的標籤吸引，是因為期待能吃到好滋味。美味標籤的功效遠遠大於一般的正面標籤和用詞花俏，甚至列出成分表的標籤。作者的結論是，利用強調食物的味道、香氣和質地來操縱人們對食物的態度，可以增加吃下的蔬菜量，即使是跟那些公認比較吸引人且比較不健康的食物競爭也一樣。[17]

我們已經知道，焦慮、憂鬱、壓力會破壞腸腦菌網絡，增加腸漏的風險，並以許多方式改變腸道菌的組成和功能。雖然尚未有研究證實心態對腸道菌組成和功能的直接影響，但我堅信我們對食物的態度——以及隨之而生的壓力和焦慮感——會大大影響到我們的腸道，並讓腸道及其腸道菌相產生同樣的情緒。

歸根究柢，我們的感覺會影響我們吃下肚的東西，而吃的東西也會反過來影響我們的感覺。飲食和心態對腸道菌相影響深遠。我們吃的東西決定了哪些腸道菌會受益，那些腸道菌所產生的代謝物將透過腸腦菌網絡與全身和大腦溝通。與食物相關的恐懼和選擇正確食物的壓力——更別說一般生活中的壓力和焦慮——可以透過自主神經系統向腸道菌相發出訊息傳遞分子來改變腸道菌的組成和功能。除了其他更多未知的變化外，改變還包括乳酸桿菌數量減少和腸道菌叢整體多樣性降低。

睡眠

儘管社會大眾都普遍接受身心健康與充足睡眠息息相關，但文化上，我們已經公認睡眠不足就是現代生活的必要代價。據報導，有七十三%的高中生睡眠不足，輪班工人即使日夜顛倒也得在工作時保持清醒，再者是一些追求成功的人會很自豪地聲稱他們每天只需要幾個小時的睡眠時間，這些現象在在顯示我們的文化需要喚醒睡眠的重要性。二〇一七年，約有三十五%的美國人聲稱他們的睡眠品質很差。睡眠不足，其實就像不健康的飲食和缺乏運動一樣，會使壓力變大，容易生氣，增加罹患代謝症候群、心血管疾病、癌症、傳染病的風險。睡眠可以調節免疫系統，對身體有抗發炎的作用，對健康非常重要。由於人體約有七十%的免疫細胞位於腸道，經由神經和化學通道與大腦緊密溝通，因此人們想當然會認為腸腦菌網絡為調節睡眠發揮了重要作用。

的確，睡眠對健康的腸道功能至關重要。我們沒有主動進食或消化食物的時候，腸道菌會被迫暫時轉向另一種能量來源，具體來說，就是構成腸道黏液層的多醣分子或聚醣分子。雖然不健康的飲食會讓黏液層的厚度慢慢變薄，進而導致腸漏，不過黏液層在日夜出現變化，也是一個健康腸道會有的生理反應，允許腸道菌叢、腸道本身和其他器官之間的間歇性溝通。

我們休息的時候，腸道會從規律的來回收縮蠕動模式，變成週期性的高壓推進模式，又稱為移行性複合運動。這段期間，源自食道的一波高強度收縮會緩慢向下抵達小腸末端，帶著未消化的食物殘渣、腸液和數以兆計的腸道菌進入大腸。斷食狀態下，這種運動波每九十分鐘出現一次，其中許多的功能之一，就是不讓小腸前端（最靠近胃的部分）的腸道菌密度變高，同時維持大腸的腸道菌密度，以防止小腸細菌過度增生。

早在公元前三百五十年，亞里斯多德就在他的《論睡眠》一書中觀察到，睡眠是由胃在消化過程中引起的，同時體溫升高也可能引發睡意。儘管亞里斯多德對免疫系統、發炎症狀和睡眠背後的大腦機制這三者之間的複雜互動沒有任何科學知識，但他提到發燒的病患會出現嗜睡反應——這是在近代科學之前對睡眠－免疫互動關係的第一個描述。睡眠－免疫互動是日常生活和民間智慧熟知的現象。我們都經歷過大病一場後，緊接而來的一夜好眠。畢竟，睡眠就是「最好的藥」。

在二十世紀初，研究人員假設一種叫催眠毒素（hypnotoxin）的分子在清醒時會增加，誘導睡眠，然後在睡眠時消失。後來發現，這種假定的睡眠誘導分子是微生物細胞壁（脂多醣，簡稱LPS）其中一個組成部分，並認為是起源於腸胃道——這使得亞里斯多德成為腸腦菌網絡的最早信徒。通過啟動免疫系統並釋放睡眠調節物質，包括被稱為「免疫兵團」的細胞激素，這些微生物細胞壁成分在活體動物中，顯示有助於我們最深層的睡眠形式——慢波睡眠的穩定。[18] ①

正如我在第一章解釋過的，細胞激素和脂多醣在血液裡的濃度升高，不僅在被感染時會發生，在代謝性內毒素症中也觀察得到。代謝性內毒素症是因為不健康飲食而導致的非感染性低度免疫反應，隨之引發的是腸道障壁功能受損。隨著我們對腸道菌和腸免疫系統之間的互動，以及這些系統的循環作用有了更深入的理解，對睡眠不足、腸道菌相和慢性病之間的關係，就有更完整的認識。

賓州大學佩雷爾曼醫學院的微生物學助理教授克里斯多夫・泰斯，發表他在特拉維夫的博士後研究期間，與魏茲曼科學研究院的埃蘭・伊萊納夫所進行的研究結果，該結果顯示了一個人（或小鼠）跟隨晝夜節律規律進食，對於塑造腸道菌的生態系統和維護腸道健康，有著至關重要的影響。[19] 研究人員發現，當受試者規律進食，也就是他們按照自己的晝夜節律進食時（這表示人類白天進食，小鼠夜間進食），生活在同一個體中的腸道菌當中，大約有十五％的腸道菌數量會在一天內產生大量變化，而其他八十五％的數量相對穩定。正如第三章所討論的，這些腸道菌叢的晝夜變化類似於肝臟和腸道中的生理機制，受大腦視交叉上核的生理時鐘影響而有所變化。伴隨這些晝夜變化而來的，是腸道菌叢與腸道細胞基因表現形式之間的互動改變；在讓身體的代謝過程適應晝夜交替上，它們發揮了關鍵的作用。

研究人員發現，破壞小鼠的正常晝夜節律會導致腸道菌相生態失調，意思是腸道菌的組成出現異常。為了確定睡醒週期是否同樣影響到人類的腸道菌叢，這些研究人員研究了在時差八到十小時的國家之間飛行的人對時差的反應。他們從兩名願意接受讓飛行引起時差的健康捐贈者那裡收集了糞便樣本，研究他們旅行開始的前一天、降落後的第二天和恢復後（降落後兩週）的腸道菌豐富度。

①睡眠期間，大腦會經歷五個不同的階段。其中一個階段是快速動眼期（rapid-eye-movement，簡稱REM），另外四個階段則稱為非快速動眼期（non-REM）。快速動眼期的特點是眼睛快速運動、呼吸快速且不規則、心率和血壓升高、大腦耗氧量增加、大腦活動與清醒時相似，以及男女的性欲高漲。快速動眼期出現變化可能是帕金森氏症最早的症狀之一。慢波睡眠是非快速眼動睡眠時期最深層的階段，有某種特定類型的腦波活動（delta wave，德爾塔波）。在慢波睡眠期間，可能會做夢和夢遊，而這個睡眠階段被認為對鞏固記憶很重要。

正如研究人員所假設的那樣，兩名旅行者因為時差而導致腸道菌叢的組成出現變化，其中厚壁菌門的豐富度變高了，這與多項人類研究中罹患肥胖症和代謝疾病的風險較高呈正相關。不過，這項變化在受試者甩掉時差後就迅速逆轉了。為了確定這些腸道菌叢出現變化是否會更容易罹患代謝疾病，研究人員隨後將糞便樣本移植到無菌小鼠體內。透過口服葡萄糖耐量試驗（oral glucose-tolerance test）發現小鼠體重增加，血糖升高。此一檢測是用在測量身體對攝取糖分的反應，有時候會用於篩檢第二型糖尿病。把人類受試者在時差恢復後的糞便樣本移植到小鼠體內後，又逆轉了這種代謝紊亂。

鑑於這些發現——加上大量研究證明睡眠不足對免疫系統有不良影響，包括增加罹患多種疾病的風險——很明顯的，睡個好覺對腸腦菌網路的正常運作，以及對我們的長期健康，諸如運動、正確飲食和對食物採取正面態度等等，都是非常重要的。下一章，我將進一步探討腸道與生理時鐘之間關係深遠的最新研究，證明什麼時候吃與吃什麼一樣重要。

第7章 恢復健康的腸道菌相

二戰後工業化農業快速興起，使得西方的飲食習慣發生巨大的變化，隨時都能獲得飽含動物脂肪、精製糖和高卡路里的廉價加工食品，加上久坐不動的生活方式，成為許多慢性疾病愈來愈猖獗的主因。有一項引人注目的研究，特別將腸道紊亂放到了這場健康危機的聚光燈下。好消息是，我們可以藉由調整飲食內容和進食時間來扭轉這種可怕的趨勢。

對最注重健康的人，我們可以有一種看待飲食的新角度，這種新角度是當前的飲食趨勢還沒有完全接受的。許多人仍然把重點放在碳水化合物、蛋白質、脂肪、維生素、礦物質等的微量及巨量營養素上。當然，我在工作上經常會遇到關注此一重點的患者，但私下時也不例外。事實上，我發現我經常與一起登山慢跑的夥伴瑞奇討論營養相關的議題。瑞奇在二十多歲時，曾是美國奧運男子體操隊的一員，從小就一直熱衷攀岩。現在他已經七十歲了，體力仍然好得不得了，擁有許多四十歲的人都會羨慕的健美體格。不久前，他成了一名素食主義者。事實上，他是在看了《茹素的力量》之後決定這麼做的。他告訴我，改變飲食後，他的體力或運動能力並沒有因此產生負面影響。然而，做為一個較晚才轉向飲食以植物為主的人，瑞奇現在選擇食物時，主要注重在是否獲得足夠的蛋白質。

我經常告訴他和其他有類似擔憂的患者，即使吃素，想要攝入足夠的蛋白質對大多數人來說都不是問題。全世界的人口每天平均攝取的蛋白質比官方建議的每日攝取量高出大約三十%，即每天每磅的體重攝取〇・三六克的蛋白質（一磅約為四五四公克），換算成體重一百五十磅的人大約是兩盎司純蛋白質（編註：意即六十八公斤的人約為五十七公克蛋白質）。請記住，蛋白質含量差異很大，而且沒有一種天然食物是純蛋白質。事實上，北美人和歐洲人攝取的量大約是平均的兩倍。[1]

每日的建議攝取量是根據「零氮平衡」（zero nitrogen balance）的概念計算的，意思是一個人攝取的蛋白質應能提供從尿液、皮膚、頭髮自然流失的氮量。對於生活在已開發國家的大多數人來說——包括我的朋友瑞奇——其實沒必要擔心獲得的蛋白質不足或花錢買高蛋白能量棒、高蛋白飲和補充品。然而，發展中國家的情況卻大相逕庭，營養不足和缺乏蛋白質實屬問題，嚴重影響到國民的健康。

值得注意的是，重要的並不是蛋白質的總量，而是蛋白質的來源。最近，由美國國家癌症研究所的黃佳琪博士（Jiaqi Huang）和艾班尼斯博士（Demetrius Albanes）主持的一項研究對受試者追蹤十六年後的結果顯示，每天攝取植物性蛋白比例較高的人（平均每天十五克），與攝取動物性蛋白的人相比，死亡率較低。[2]此研究包括二十三萬七千零三十六位男性和十七萬九千零六十八位女性，平均年齡為六十二歲。攝取高比例的植物蛋白與總死亡率降低的現象息息相關，每增加十克或一千卡路里植物蛋白的攝取量，總死亡率就降低約十二%至十四%。在控制其他風險因子的前提下，這對於降低男女的心血管疾病和中風死亡率都有顯著的益處。以植物蛋白取代三%的動物蛋白，男女的總死亡率就能降低十%。在各種蛋白質來源中，以植物蛋白代替蛋類和紅肉可顯著降低死亡率——男性降低二十四%，女性降低二十一%。

但我之所以勸瑞奇不必把注意力放在擔心自己攝取的蛋白質是否足夠，不僅僅是因為死亡率的緣故。如今，一種革命性的新觀點已經形成，也就是我們吃東西的時候，究竟是為了提供營養給誰。

考慮一下你的腸道菌吧。雖然人體不能缺少脂肪、蛋白質、碳水化合物、維生素、礦物質，但這些巨量和微量營養素，對絕大多數身體健康的人來說，都能迅速有效地在小腸吸收。這些營養素永遠不會來到消化道的下游，接觸到生活在黑暗且無氧的大腸環境中的腸道菌。雖然從十二指腸到空腸到迴腸，愈往小腸後段移動，腸道菌的數量就愈多，但大多數的腸道菌主要居住在大腸。

近年來，營養學的研究重點大多集中在小腸吸收營養的功能，卻大大忽略了大腸內的腸道菌叢。這就是為什麼直到最近我們才被建議多吃熱量密度低（low caloric density）的食物，這些食物含有難以消化的成分，例如大多數蔬菜水果中的纖維。由於小腸中的酶無法分解這種纖維，所以在無法迅速吸收的情況下，纖維能夠一路來到腸道菌數量最多且多樣性最高的大腸區。這種優先考慮腸道菌的新式飲食策略，不僅有益於腸道和腸道菌相的健康，也能支持所有器官健康運作，包括腦部在內，正如網絡科學告訴我們的那樣。

從出生到世界的那一刻起，飲食中這無法吸收的部分，就對我們的健康至關重要。許多專家建議新手媽媽餵母乳，因為母乳含有對健康有益的脂肪和卡路里，但事實上，母乳中無法吸收的部分才對嬰兒正在發育的腸腦菌網絡提供了最大的好處。[3] 某些稱為人乳寡糖（human milk oligosaccharides）的複合碳水化合物因為分子太大，而無法被小腸吸收。嬰兒甚至沒有消化寡糖所需的酶，因為這些寡糖是要用在嬰兒的結腸中發展腸道菌生態系統。[4] 寡糖在那裡為協調健康的腸道菌組成具關鍵作用。正如加州大學戴維斯分校的已故食品科學家J‧布魯斯‧德文（J. Bruce German）對麥可‧波倫說過的：「母乳……告訴我們的，是物競天擇在創造食物時，關心的不只是孩子的營養，也關心孩子的腸道菌。」[5]

餵養腸道菌最好的飲食是什麼？雖然營養學的發展日新月異，但近期在《英國醫學雜誌》（*British Medical Journal*）發表的一項整合分析，提供了有用的見解。該研究的作者比較了十四種流行飲食法對減重和降低心血管疾病風險的成效，並將飲食法分為三類：低脂（例如歐尼許飲食法）、減醣（阿金飲食法、邁阿密飲食法、區域飲食法）和適量的巨量營養素（包括減肥達人飲食法、珍妮克雷格飲食法、體重觀察飲食法和地中海飲食法）。接下來，研究人員分別在六個月和十二個月時檢視成果。[6]六個月內，大多數的飲食法皆顯著改善了許多心血管疾病的相關危險因子，尤其是血壓，同時也成功減掉不少體重。到了十二個月後的追蹤調查發現，除了地中海飲食法外，其他流行飲食法所提供的這些成效大多消失了。多數飲食法因為無法持續遵循而導致效果漸漸消失，但對地中海飲食而言不是這麼回事。唯有這種以植物為主的飲食，既能滿足人體，又能滋養體內的腸道菌，並在十二個月後顯示出統計學上的極大差異，成功減重的同時，也改善了心血管疾病的危險因子，包括降低了低密度脂蛋白膽固醇（壞膽固醇）的數值。

與其擔心蛋白質、碳水化合物和脂肪，不如把重點放在體內那些看不見的腸道菌叢，滿足它們長期被忽視的需求，反而對我們有明顯好處。對成年人來說，這表示要多多食用無法吸收的膳食纖維、多酚，獲取植物中的抗發炎食物和植物性飲食中的其他食物成分。

這些食物只能藉由住在小腸末端和大腸中的各種腸道菌分解成更小的分子，但主要由大腸掌管此功能。分解過程產生的數十萬種代謝物有益於整個腸腦菌網絡，對腸道的神經細胞、免疫細胞和內分泌細胞，以及腸腦之間的迷走神經通路皆有直接的功效。這些代謝物可以局部作用在腸道上，或吸收後經由血液傳遞至大腦和其他器官。這些代謝物有很多都已經被鑑定出來，並且正在進行大量的研究，以便為這些分子的生化特性建立龐大的數據庫，希望藉此辨識出新的疾病機制和治療肥胖症、憂鬱症、阿茲海默症、帕金森氏症，以及其他疾病的方法。

飲食和腸腦菌網絡的雙重演化

過去七十五年來，我們所面臨壓力的程度和類型，不再適用於古老的戰鬥或逃跑反應，類似的問題也發生在腸腦菌網絡的演化上。我們的飲食習慣和腸腦菌網絡是共同進化的。近年之前，飲食變化發生的速度還很慢，讓人類的消化道和大腦有足夠的時間來調整它們的結構和功能。這些基因相互去適應變化的「足夠時間」大約是一萬至三萬年，雖然過程緩慢，但隨著我們的演化進程確確實實在發生。從數百萬年前最早原始狩獵採集者的飲食，到數十萬年前開始用火做飯的時期，再到一萬二千年前開啟新石器時代、讓我們從覓食變成耕種的農業革命時期。那些時期，我們的身體和腸道菌的演化或多或少是同步的，直到十九世紀工業化出現，引入第一波加工食品後，情況開始改變。[7]

至少是在兩百萬年前，非洲的早期人類發展出了狩獵採集文化。就像他們的非人類靈長類近親一樣，這些早期祖先的大腦很小（需要較少的能量），大腸充滿了數以兆計的腸道菌，以便分解並吸收大量原本無法消化的食物成分。他們的消化系統完美配合他們的環境，從植物的纖維分子及植物其他的部分和肉類中獲取能量。這些雜食性的狩獵採集者也吃大量的動物蛋白；他們會獵殺動物，而不是以其他掠食者留下的腐肉為食。但他們也吃各式各樣的青草、塊莖、水果、種子和堅果。事實上，在以色列一個將近八十萬年前的人類居住遺址進行考察時，發現了五十五種不同植物的食物殘渣，還有證據證明魚類是飲食的一部分。[8]

在八十萬到三十萬年前的某個時間起，人類開始烹飪食物。這在我們的飲食方式上引發了一場革命。墨爾本大學教授，也是腸神經系統和腸道研究的先驅約翰・弗內斯（John B. Furness）創造了「肉食動物」一詞來表示這個時代的新飲食習慣有別於過去雜食動物時期的舊飲食習慣。[9]這些新石器時代前的狩獵採集社會，其實有一些仍存在於當今的世界上，包括非洲南部的桑人（San，過去稱為布希曼人）、孟加拉灣安達曼群島上的桑提內爾人（Sentinelese）、東非的哈札人和奧里諾科河上游的亞諾馬米人（Yanomami）。

烹煮不僅改變了我們的飲食方式，改變了社會行為，讓人們聚集在神奇的壁爐旁，也讓腸腦菌網絡軸線的結構和功能產生巨大的變化。雖說「加工食品」被認為是現代惡棍，尤其是那些含有乳化劑、果糖、人造甜味劑和添加麩質的食品，但這個術語的原意實際上是指人類開始烹煮和儲存食物的時期。原始的加工食品，是人類最具革命性的發明之一。在此之前，狩獵採集者幾乎是必須不斷吃草才能攝取足夠的卡路里來維持活動。然而，隨著烹煮的出現，人類能夠更快地攝取更多卡路里，因為食物現在更容易咀嚼，並在小腸中消化吸收。卡路里的攝取量增加了，加速大腦進化，而大腸也變小了，因為不再需要分解大量未加工食物，並將其轉化成可吸收的卡路里。

一旦人類能夠加工並保存食物，一些主要的營養來源就變得更容易獲得。最明顯的例子是穀物——我們起碼在一萬年前就開始種植穀物，使其成為一種常見的食物來源。

儘管人類至少在四萬五千年前一直是覓食自然生長的古代穀物的祖先，但這些古代穀物的祖先並非可行的食物來源，因為所有哺乳動物都缺乏分解未加工穀物澱粉所需的酶，無法滿足早期人類日益增長的熱量需求。許多人沒有聽過單粒小麥、斯卑爾脫小麥、布格麥、法羅麥、二粒小麥、蕎麥或高拉山小麥（現在商標名稱是卡姆麥），並且很少吃由小米或高粱製作的菜餚。相較於現代穀物，這些古代穀物都含有更多大的複雜醣分子——也就是能提供腸道菌食物的腸道菌可利用碳水化合物（MACs），而容易被小腸吸收的單一碳水化合物比較少。[10]為了拉長儲存食物的時間，人類學會了控制發酵，這是一種厭氧（無氧）過程，讓各種良性微生物生活在食物中，同時能防止腐爛細菌的生長。這種早期的保存方法碰巧也對健康提供了意想不到的好處，例如增加食物中的天然益菌，並且如果定期攝取足夠的量，能增加腸道菌叢的多樣性和豐富度。事實上，我們的腸道菌相對自然發酵食物的適應力，為鼓勵現代人攝取自然發酵食物提供了強而有力的理由。

大多數動物的生理機能受限於基因，所以飲食範圍十分狹窄。乳牛必須吃低蛋白的纖維性植物；貓是絕對的肉食動物，這表示牠們無法消化除了肉以外的任何食物（雖然牠們會咀嚼青草，但可能是為了清潔腸道或為了葉酸）；無尾熊只吃尤加利葉。另一方面，人類卻可以吃各種各樣的能量來源。人類透過烹煮和保存技術擴展了我們的食物種類，使得我們能吃的東西變得多樣化，消化能力也變強了。也許最重要的是，在爐邊做菜、吃飯和交談的群聚時間，促進了社交互動、團體合作和大腦發育——克莉絲汀仍經常提到她在佛羅倫斯用餐時腸胃恢復正常，是地中海飲食帶來的好處之一（見第一四九頁）。

然而，在過去七十五年間，我們開發了其他的加工方法，我們的飲食充滿了超加工食品，添加了前所未有的大量糖分（包括新形式的糖，如高果糖玉米糖漿）、防腐劑、人造香料、乳化劑和麩質，族繁不及備載。這些變化伴隨而來的，是新的烹煮方式和保存方法誕生了，例如高溫殺菌、微波、冷藏技術和輻射滅菌，這些都會影響與食物相關的腸道菌豐富度。

舉例來說，想想古代穀物吧，它們將有益的腸道菌可利用碳水化合物引進我們的飲食裡，這對我們的腸道菌來說是一場名副其實的豐盛大餐。但如今，就在演化時間的不久前，我們開始對這些穀物進行基因選擇和高度加工，讓它們在市場上隨手可得，但去除了大部分無法消化的纖維，導致微量營養素減少，大幅降低了它們的多樣性。這些我們祖先不認識的超加工穀物，估計占現代社會膳食攝取量的七十%。今日的美國飲食，估計平均有七十八%的食物攝取量，即每天約一千卡路里的熱量來自於愈來愈少的植物物種所製作出來的中度加工或超加工食品。

飲食習慣如此驟變，加上我們的腸腦菌網絡逐漸產生的結構性變化——腸胃道和大腸變短，造成當前我們所吃的食物與身體對食物的反應嚴重失去協調。今天，在重量相同的情況下，人類腸胃道的大小約莫是一般哺乳類動物的一半。[11]更重要的是，大腸僅占消化道總體積的二十%，而在我們的靈長類近親中，這個比例約為五十%，透過分解植物纖維，轉化成可吸收的短鏈脂肪酸，進而獲取更多的能量。[12]事實上，今天人類的「後腸」[13]——小腸末端和整個大腸——吸收能量的比例只占了六％到九％，而其他像是馬之類的哺乳類動物，這個比例高達五十％。

最終，這種變化導致了令人震驚的事實，即人類大腸中數以兆計的腸道菌，對於從食物中獲取能量的功能變得無關緊要。這種戲劇性的轉變——使小腸前端成為我們體內獲取能量的主要場所——大幅影響了腸道菌生態系統的組成和豐富度，因為我們的生態系統迅速地適應了飲食習慣的變化。我們的腸道和腸道菌相之所以改變，顯然是人類發明出烹煮後，為了適應而出現的演化發展。隨著超加工食品的推出，我們已經將這種適應性推到了極限，而如今正在付出代價。隨著近代飲食習慣的改變，我們已經遇到了曾經對祖先有益的東西如今不再對我們有益的情況。

近年來，這種動態的網絡轉變就像一座大壩對與河川相連繫的生態系統造成的變化。胡佛水壩建造之前，科羅拉多河的水、魚和能源由科羅拉多河的人們和企業共享，範圍從科羅拉多州的洛磯山脈到墨西哥西北部的三角洲。美國政府建造水壩是為了水力發電，提供電力給西部各州。然而，下游水量減少導致位於亞利桑那州、加州和墨西哥的科羅拉多峽谷農場產量下降，使得依賴該農場的村莊變得貧困。我們的身體也遇到類似的情況，多數吃下的超加工食品都被小腸吸收，進入大腸「三角洲」的未消化食物則成了涓涓細流，無法餵飽為數眾多的腸道菌。整個生態系統因而受罪。我們的腸道菌被迫尋求不同的能量來源——例如構成腸道黏液層的醣分子——進而侵蝕腸道障壁，對整個腸腦菌網絡造成破壞。

雖然早期人類發現烹煮食物的方法，讓我們的飲食選擇愈來愈廣泛，在我們的生物演化和文化進步上發揮了重要的作用，但由於農業工業化的快速興起導致我們的食物供應發生了前所未有的巨大變化，也不經意地帶領我們走向今天身處的醫療危機中。我經常被問到的問題是，我們是不是還能有一張地圖來帶領我們重回健康的道路上。

吃什麼才對

我根據大量的科學和臨床證據，設計了一個健康的飲食計畫，提供人們簡單且直接的方法來該選擇吃什麼，進而恢復腸道平衡，達到整體健康。我在這裡和第十章所提出的建議，是根據我說過的「健康食物指數」（healthy-food index，簡稱ＨＦＩ），也就是那些對腸道菌相有益的食物在總體飲食中所占的比例。我們在以植物為主的飲食中所攝取的多酚、植物纖維、植物營養素、抗發炎分子愈多，加上該食物的熱量密度愈低，就表示健康食物指數愈高。採用健康食物指數高的飲食，不但能攝取健康的植物性蛋白質、油和脂肪，也剛好自動提供足夠的維生素和其他微量營養素。

吃下一個有三勺冰淇淋的熱巧克力聖代，會立即將高達七百五十卡的糖（四十五%）和脂肪（四十九%）送到小腸，導致血糖升高，血液中的胰島素升高，最後沒有留下半點殘渣給腸道菌叢。另一方面，由豆類、堅果和酪梨組成的沙拉（不含任何起司或高熱量的沙拉醬），將為小腸提供一些可吸收的營養素，例如維生素，但大部分的沙拉則會送到小腸後段和大腸，再由腸道菌相分解成可吸收的小分子，促進人體的健康。聖代的健康食物指數幾乎為零，而沙拉的健康食物指數卻很高。只要專注於為腸道菌提供最好的飲食，就能給予我們健康最好的照顧。善待你的腸道菌，它們將予以回報。

膳食纖維

七〇年代，我就讀醫學院時，學校教導我們膳食纖維對消化疾病的好處，主要在於纖維在腸道中能保留大量的水分，進而加快傳送廢物的速度，並改善腸子蠕動。在一九六〇年代和七〇年代，丹尼斯・伯基特博士（Denis Burkitt）和休・特威爾醫師（Hugh Trowell）記錄了相較西方人而言，非洲人每日攝取的膳食纖維明顯多得多（每天六十至一百四十克，而西方人約二十克）。這個數據提供了有力證據，讓我們得知膳食纖維是緩解便祕的權宜之計。[14]作者提到，非洲農村居民的排便量高達五次，腸道蠕動速度快了兩倍，攝取的膳食纖維是西方同齡人的三到七倍，而且BMI值都沒有升高。雖然高纖飲食為何對健康有益，仍欠缺合理的生物學解釋，但他們指出非洲人並沒有罹患糖尿病、心臟病、大腸癌等西方疾病的情況。現在，我們已經明顯知道，纖維的好處遠遠不只是幫助排便。與早年看法不同的是，「膳食纖維」不是一群同性質的植物物質和分子，也並非全都能被微生物分解發酵。①將這群針對腸道菌的大分子形容成「腸道菌可利用碳水化合物」（microbiota-accessible carbohydrates，簡稱MACs）可能比較準確——你可能記得這是古代穀物的一項有益成分。（大麥克漢堡可沒有MACs！）MACs是在富含蔬果的飲食中會發現到的複合碳水化合物，同時也能在腸道的黏液層中找到。這些複合碳水化合物不會被小腸前段的酶給分解和吸收，因此會成為腸道菌叢的重要食物。

值得注意的是，可被某個人的腸道菌利用的碳水化合物纖維，對另一個人可能沒有這樣的作用，而是得依據每個人腸道菌生態系統的組成（又稱之為腸型〔Enterotypes〕）而定。一個人的腸道菌可能有能分解某種膳食纖維所需的一組酶，另一個人則可能缺乏這種特定的腸道菌株。[15]

同樣的，對我們史前祖先來說是腸道菌可利用碳水化合物的食物，可能不再適用於已發展國家的人民，因為早已失去能代謝該食物的腸道菌株。以乳糖為例，乳糖普遍可以被世界各地嬰兒的小腸代謝和吸收，但隨著時間的推移，在大多數失去自然代謝乳糖的能力成年人中，乳糖卻變成了腸道菌可利用碳水化合物。換句話說，雖然現在醫界認為所謂的「乳糖不耐症」是一種常見的醫學疾病，用來解釋脹氣和消化不良等不明確的腸道症狀，實際上，這卻是一種自然的生理變化。有些族群是例外，像是因紐特人和一些北歐人，因為他們向來消耗大量乳製品，因此體內持續產生分解和吸收膳食乳糖所需的乳糖酶。住在日本人腸道中的腸道菌叢含有一種以紅藻和海藻為食的海洋微生物，能夠代謝特殊的纖維，使得他們成為唯一以海藻為腸道菌可利用碳水化合物的族群。[16]

考慮到這種不確定性，我對患者的建議是多吃各種各樣的蔬菜和水果，即使不知道哪些種類的纖維是有益的，又哪些可能引起不適。我的假設是，雖然不是所有的纖維都能被它們各自的腸道菌株有效分解，但大部分還是會被分解。多吃各式各樣的膳食纖維，漸漸

① 膳食纖維一詞包括數百種不同類型的複合類醣分子。膳食纖維分為可溶性和不可溶性兩種。可溶性纖維——例如大蒜、洋蔥、菊苣根、朝鮮薊和蘆筍中的低聚果糖——是結構較短的類醣分子，可溶於水，很快就被小腸末端和大腸前段的腸道菌分解。不可溶性纖維——例如羽衣甘藍、球芽甘藍、豌豆和燕麥纖維等綠色蔬菜中的纖維素——則被大腸後半段的腸道菌部分發酵，那裡食物停留的時間較長，腸道菌密度也高得多。

地，腸道生態系統甚至有可能恢復部分的微生物菌株，數量也會隨之愈來愈多。未來的另一種選擇，則是可以利用腸道菌相檢測判斷個人的微生物代謝功能，確定每個人的體內可將哪些腸道菌可利用碳水化合物分解成有益的代謝物，哪些食物成分不能充分消化。

儘管我們的腸道菌從膳食纖維中獲取卡路里的能力愈來愈弱，但對我們的整體健康仍然至關重要。腸道菌迅速適應現代飲食習慣的同時，也透過免疫反應、新陳代謝和大腦功能傳遞訊息。為腸道菌叢功能提供能源的大部分能量來自於由植物衍生的複雜分子，這些複雜分子由多種相互連接的糖分子或單醣所組成。獲取這種能量的方式取決於腸道菌生態系統中，各種微生物之間彼此複雜的共生互動關係。這些種類繁多的微生物，每一種都有一組專屬的酶，這些酶統稱為糖苷水解酶（glycoside hydrolases）和多醣裂解酶（polysaccharide lyases），它們有能力把糖分子之間的化學鍵分解成寡糖或單醣供人體消化。隨後，這些寡糖或單醣又會被其他微生物轉化成可吸收的短鏈脂肪酸，像是丁酸鹽、醋酸鹽和丙酸鹽。微生物之間爭先恐後地搶著獲取這些分子裡的碳和能量，這在任何生態系統都是一樣的情況。減少利用或完全不去利用這種能量來源，長期下來會導致某些菌株跟著減少甚至滅絕——這正是我們所面臨的情況。

賈斯汀和依瑞卡・索南堡在他們二〇一四年刊登在《細胞代謝》（*Cell Metabolism*）期刊

的文章中，詳述了這種微生物食物網的功能和複雜性。這種食物網由數千種不同的微生物菌株組成，它們互相合作以便處理，並利用抵達消化系統後段的每一塊食物。[17]只要把這個驚人的微生物數字與我們自己腸道細胞所產生的少量酶進行比較，完整的腸道菌相對人類健康有多重要，就很明顯了。請記住，數百萬個微生物基因裡包含了生產這些酶的藍圖，這些酶讓腸道菌能夠從原本是無用之物的東西中產生數千種有用的代謝物。這種內部生態系統在過去幾十年才為人所知，但可能是我們飲食中最重要的部分！

幸好，我們可以從各式各樣的植物性食物中，得到一長串的腸道菌可利用碳水化合物。為了從這些食物中盡可能獲得對健康有益的分子，擁有高度多樣化的腸道菌相非常重要。[18]比方說，吃朝鮮薊、甜菜、花椰菜、扁豆和洋蔥，會提供大量叫低聚半乳糖（GOS）的腸道菌可利用碳水化合物。這些腸道菌可利用碳水化合物將增加雙歧桿菌菌株的豐富度。相較之下，如果經常食用腰果、白豆、燕麥和地瓜，你將確保你的腸道菌叢獲得（消化）抗性澱粉，這需要更多的瘤胃球菌屬和擬桿菌屬去分解。蘆筍、韭蔥、香蕉、大蒜、菊苣和朝鮮薊，都含有大量的果聚醣，這種醣類是由許多果糖分子構成的大分子——包括益生元纖維菊粉和低聚果糖（FOS），吃這些食物時會用到擬桿菌屬和糞桿菌屬的菌株進行分解。如果喜歡吃蘋果、杏桃、櫻桃、柳橙和胡蘿蔔，就是在把果膠輸送給你的腸道菌，果膠是由真桿菌屬的菌株，以及針對果聚醣的微生物所分解。

然而，如果你想滋養最多樣化的腸道菌相，把上述所有微生物群的菌株維持在最多的數量，那就需要吃各種各樣的植物性食物。聽信流行及媒體大肆宣傳的捷徑，每天服用含有數十億個菌落形成單位（Colony-forming unit，簡稱CFUs）的營養補充品是沒有用的！

多酚

在富含蔬果的飲食中，腸道菌可利用碳水化合物並不是促進腸道健康的唯一要素。植物中除了維生素和礦物質等微量營養素，以及膳食纖維分子外，還有各種各樣的植物大分子，統稱為多酚，其中包括許多名字具有異國情調的化合物家族，例如黃酮類化合物、花青素、鞣花單寧和槲皮素。雖然結構不同，但這些化合物家族都很難被小腸吸收，因此需要腸道菌的幫助才能釋放它們的潛力，促進人體的健康。

多酚在許多方面對腸道有益。有些多酚具有益生元的作用——亦即可作為微生物的食物。有些多酚能抑制腸道中不健康的微生物。大部分的多酚會被分解成代謝物，這些代謝物要不是有益於腸連結體中的各種細胞，就是被吸收到血液中，有益於包括大腦在內的眾多器官。由於多酚的數量和種類多得不可勝數，所以我將只關注其中的一些重點。

常吃莓果、紅葡萄、紅蘋果、李子、紫高麗菜，以及喝適量紅酒的人，會攝取到大量的花青素，它屬於黃酮類化合物（flavonoid）家族中的一種。花青素不僅是這些食物滋味可口的原因，它們鮮豔的紅色、藍色、紫色外皮，也是花青素的功勞。大眾普遍認為花青素對健康的好處，在於它們抗氧化的功能（這點其實是錯的，稍後會詳細解釋），事實上，花青素和其他多酚是透過腸道菌相發揮其對健康的影響。[19] 迴腸造口術是一種切除結腸後，將小腸末端引到皮膚表面做出外部開口的手術。進行過此手術的病患在食用覆盆子、藍莓、越橘、葡萄時，大部分的花青素會留在迴腸液中，這表示花青素不會被小腸吸收。現在我們知道，大部分的花青素會完整進入大腸，被某些腸道菌分解成更小的分子後吸收。

黃酮類化合物這個大家族——由數千種不同的分子組成——還包括兒茶素、水果和莓果中存在的酚類化合物，但在可可、綠茶（紅茶少一些）、洋蔥中含量更高。另一種黃酮類化合物異黃酮（Isoflavones），僅在大豆等豆類中能大量找到，而柳橙、檸檬和其他柑橘類水果，則含有另一類稱為黃烷酮的黃酮類化合物。這些分子種類多得不可勝數，難怪在一項對甜橙、橘子、檸檬和葡萄柚等西班牙柑橘汁的調查中，發現了五十八種黃酮類化合物和相關的酚類化合物。

最近針對花青素和黃烷酮的一些研究，為它們通過腸胃道時發生的複雜機轉提供了新的線索。小腸吸收的量微乎其微；吃下肚的花青素大多都抵達大腸，由腸道菌叢處理。處理過程中將產生一連串的小分子代謝物，這些小分子可以在腸道中發揮作用，也可以吸收到循環系統中，抵達全身各個器官。[20]近來的研究顯示，花青素和黃烷酮的代謝物在循環系統中的含量，比過去想像得豐富許多。[21]最近的這些研究結果不僅顯示大腸衍生酚類物質的重要性，也反駁了許多保健食品廠商的主張，聲稱多酚主要是抗氧化物，容易在小腸中被吸收，以達到對身體的好處，但這其實是錯誤的。

因此，我發現每次去演講時，聽眾總是會問：「你所謂的多酚，指的是抗氧化物嗎？」毫無疑問，如今抗氧化物這個詞，已經被營養師和飲食專家過度使用，誤指這些分子是某些植物性食物之所以對人體有益的原因，這讓普羅大眾產生了極大的混亂。建議在飲食中多攝取抗氧化物的普遍觀點是認為，抗氧化物會以某種方式保護脂質、蛋白質和DNA不受自由基傷害。

「但事實上，身體完全有能力保持其氧化還原的平衡狀態（即自由基和抗氧化物之間的平衡），而且現在科學界普遍認為我們所吸收的抗氧化物對於體內氧化還原調節系統的幫助不大。」我的朋友丹尼爾・德里歐（Daniele Del Rio）解釋說。德里歐是義大利帕爾馬大學（University of Parma）食品與營養高級研究學院的院長兼副教授，也是英國劍橋全球營養健康研究中心（NNEdPro Global Centre for Nutrition and Health）的科學主任。「所以別把錢浪費在吃一堆抗氧化物上！雖然多酚是『化學』抗氧化物，但由於酚類結構的關係，現在普遍認為多酚對我們健康的貢獻，與其抗氧化特性完全無關，而是涉及到非常不同的機制。」

儘管有關多酚在腸道中的運作出現了這些新的詳細訊息，抗氧化物的舊觀念仍然在大眾的腦海根深柢固。事實上，正如德里歐告訴我的，「與多酚相比，還有其他分子在攝取時能真正發揮抗氧化的功能，包括生育醇（維生素E）、類胡蘿蔔素（讓蔬菜水果呈現出黃、橙、紅的色澤）和抗壞血酸（維生素C）。這些分子在腸道上段能獲得更有效的吸收。」

然而，愈來愈清楚的是，蔬菜水果及其衍生物——包括腸道菌可利用碳水化合物和多酚類化合物，如黃酮類、酚酸和單寧——的營養價值與健康益處至關重要。二〇一三年，估計全球有七百八十萬早逝的人口，每天蔬菜水果的攝取量低於八百公克。[22]我們可以將蔬果的每日建議攝取量圖像化：想像一個盤子裡有菠菜（五十一公克）、綠花椰菜和白花椰菜（各八十五公克）、蘑菇（九十九公克）、地瓜（二二七公克）、藍莓和草莓（各八十五公克），和半個柳橙（八十五公克）的樣貌。

要注意的是，由於飲食模式不同，評估方法不同，因此黃酮類化合物的攝取量，也因國家或地理區域而異。美國和歐洲攝取多酚的主要來源是咖啡、茶和水果。全世界黃酮類化合物的平均攝取量在每天兩百五十至一千五百毫克之間，其中綠茶和紅茶的貢獻良多。也許不那麼令人驚訝的是，美國黃酮類化合物的平均總攝取量在西方世界是數一數二的低，每天從兩百五十到四百毫克不等。茶是我們的主要來源——進一步證明了我們一成不變的飲食習慣和農產品消費量低。

黃酮類化合物攝取量最高的是伊朗（每天一千六百五十毫克），其次是英國（超過一千毫克），墊底的是巴西和墨西哥（不到一百五十毫克）。黃酮類化合物總攝取量高的，是喝茶喝得凶的那些族群，尤其是紅茶。在歐洲，一般觀察到的現象是由南至北逐漸攀升；儘管地中海國家攝取大量的水果、蔬菜、橄欖油和紅酒，但這些國家黃酮類化合物的總攝取量之所以低於非地中海國家，是因為非地中海國家消費了更多的茶。就許多方面來看，美國在榜單上吊車尾並不奇怪，這一紀錄反映了我們攝取的膳食纖維嚴重不足。我們身處的社會文化通常傾向於服用補充品、藥丸或相關製藥工業的產品，而不是去善加利用腸道菌的自然治癒能力。

儘管如此，你仍能另闢道路，因為除了上述已經提到的食物之外，還有許多常見的食物含有大量的多酚，像是綠茶、紅酒和某些香料，如丁香、肉桂、薑黃、黑胡椒和奧勒岡。

綠茶

人類喝茶已經有幾千年的歷史；最早的直接證據是西漢帝陵中的茶葉，時間可以追溯到公元前二世紀的中國。喝茶不僅是愉快的社交活動，幫助放鬆身心，振奮精神，而且還有許多健康上的好處，包括緩解憂鬱症。[23]紅茶和綠茶都來自茶樹（Camellia sinensis）的葉子，但紅茶在生產過程中，葉子的氧化程度很高，而綠茶大部分沒有被氧化。雖然這兩種茶都富含黃酮類化合物，但其多酚的種類和數量大相逕庭。綠茶含有更多的兒茶素（EGCG），而紅茶富含茶黃素（theaflavins）和茶紅素（thearubigins）。

許多關於細胞和動物的研究結果顯示，綠茶除了抗發炎和抗氧化以外，還可以預防心血管疾病，[24]並具有保護神經的作用。[25]儘管這類說法從未在精心設計的人體臨床實驗中得到證實，但最近一項觀察性研究收集了一萬三千個受試者參加中國老年健康調查（Chinese

Longitudinal Healthy Longevity Survey）的數據。該調查提供在二〇〇五至二〇一四年期間，來自中國二十二個省分的六十五歲以上老人的健康狀況和生活品質。[26]這項分析顯示，長期頻繁地飲用綠茶與減輕憂鬱症狀息息相關，尤其是對男性而言。

綠茶之所以能促進健康，可歸功於當中三種作用明確的成分。兒茶素——也就是上面提到的多酚——占乾燥綠茶重量的四十二％；茶胺酸（L-theanine），三％；咖啡因，五％。這三種化合物，無論是單獨使用或混合使用，都已經證實可以讓人感覺更平靜、更警覺，並改善記憶力。此外，兒茶素和茶胺酸已經證實可以緩和大腦的壓力反應系統，降低皮質醇的濃度。同時也對於預防神經細胞發炎和老年人認知能力下降的問題，具有重要的作用。[27]

其中最引人注意的化合物，以兒茶素莫屬。兒茶素就像大部分的多酚一樣，由於分子太大，無法在小腸中有效吸收。當無法吸收的兒茶素分子抵達小腸後段（也稱為迴腸）和大腸，會促進腸道益菌增生，進而抑制潛在有害微生物的數量，並增加腸道菌的多樣性。[28]此外，腸道菌會將兒茶素分解成小分子，使其可以在小腸後段和大腸中吸收。這些代謝物是綠茶對身體和大腦有益的原因。

紅酒

儘管科學家已經充分證明長期飲酒過量對人體有害，但流行病學研究中有大量證據顯示，適量飲酒對多種慢性病具有保護作用，包括心血管疾病、代謝疾病和神經退化性疾病。

誠然，在觀察性研究中，我們很難判定酒精之所以能緩和症狀，是不是因為喝酒伴隨的社交互動，而產生了對健康有益的成果。然而，儘管缺乏干預組的研究結果，研究人員一般認為葡萄酒之所以對健康有益——尤其是紅酒——得歸功於當中的多酚成分。儘管各種酒之間的多酚含量差別很大，但根據估計，一公升的白酒約有一百五十至四百毫克，在低年分的紅酒中則約有九百至一千四百毫克。換句話說，四百七十三毫升紅酒本身所含的多酚，大概就能提供日常所需的量。[29]

紅酒有獨特的多酚組合，其中兒茶素和表兒茶素、單寧、花青素和黃酮醇等黃酮類化合物是主要的分子組，此外還有芪類（包括白藜蘆醇）和鞣花單寧等非黃酮類化合物。不同於在小腸中能夠完全快速吸收的酒精和糖分子（通常會添加不需要的卡路里），多酚是小腸後段和大腸裡那些腸道菌叢的目標。最近在二〇〇六至二〇一八年間發表的臨床實驗報告，檢視了紅酒多酚和葡萄對腸道菌叢的影響。其中好幾項研究結果顯示腸道菌代謝物在糞便、尿液、血漿和迴腸液中的數量增加了，證實了腸道菌對紅酒多酚具有調節作用。此外，大量研究顯示，紅酒多酚與綠茶相似，可增加腸道益菌的數量，同時抑制病原體生長。[30]然而，與膳食纖維一樣，這些分子的代謝、吸收與否和循環能力因人而異，取決於每個人的腸道菌相。

倫敦國王學院的提姆・斯佩特教授（Tim Spector）和他的研究小組發表的一項研究，進一步闡明了這兩者之間的關聯。研究人員分析了這三組飲用紅酒受試者的數據後，發現紅酒能夠增加腸道菌叢的多樣性，即使是那些每兩週才喝一次紅酒的人也不例外。[31]然而，對於飲用白酒的受試者，這些好處對他們腸道菌相的影響不高。

對於那些完全不想喝酒的人來說，還有什麼選擇？國王學院的這項研究報告說，喝紅酒的人，來自擬桿菌門底下的巴氏桿菌豐富度比較高，而先前的一項研究顯示，餵食黑色覆盆子（black raspberry）的老鼠腸道中，巴氏桿菌增加了一倍。此外，覆盆子的多酚含量在過去已經證實是紅酒的四倍。

香料

香料長期以來被用來為世界各地的美食添加獨特的風味和色彩。事實上，少了其特有的香料，大多數的印度菜和亞洲菜不知道會變成什麼樣子。除了替食物調味少不了它，生薑、薑黃、茴香、芥菜籽（mustard）、孜然和荳蔻（這些都屬於同一個植物科，繖形科）等香料，在亞洲長期以來一直被用於傳統醫學的治療上。舉例來說，薑黃不僅賦與咖哩獨特的顏色和風味，在印度傳統醫學中也被認為可以有效治療各種看似無關的症狀和疾病，包括氣喘、過敏、咳嗽、厭食症和肝病。同樣的，兩千多年前從印度出口到羅馬帝國的生薑，已被用來治療各種數不清的疾病，如感冒、反胃、關節炎、偏頭痛和高血壓等。據信印度人和中國人種植生薑作為營養品已有五千年的歷史；事實上，中世紀的人認為生薑具有藥用價值，導致一磅生薑的價格與一隻羊的價格一樣高！

多虧了自然醫學和輔助醫學，加上大量研究結果顯示這些「抗氧化劑」具有治療癌症、發炎、憂鬱症和長期反胃的潛在用途，因此這些亞洲草藥又再次蔚為風潮。我們知道許多疾病是構成當今公共衛生危機的一部分，並且與免疫系統被長期啟動的狀態有關。可惜的是，這類研究絕大多數都是利用細胞培養或是在試管中完成的。此外，這些香料大多與其他多酚一樣，以補充品或藥丸形式服用時都不容易循環。[32]相反的，以食物的形式攝取時——考慮到植物中多酚的成分組成千變萬化——這些複雜的分子在腸道菌的幫助下對我們的身體和大腦會產生有益的影響。這些香料來自植物的葉子、根、種子和果實，含有的相關分子多達數百種。例如，羅勒葉含有多酚兒茶素、槲皮素、山柰酚、花青素和單寧等。其他多酚含量高的香料，包括丁香、肉桂、荳蔻、香菜、藏紅花、香菜、黑胡椒、奧勒岡和迷迭香。

橄欖油

特級初榨橄欖油（extra-virgin olive oil，簡稱ＥＶＯＯ）對健康的好處，以及對各種代謝症候群和心血管疾病有幫助，在許多臨床前和臨床研究報告上都有所記載。特級初榨橄欖油，是地中海飲食法之所以有益健康的關鍵成分之一。油對健康有益，至少是受兩種主要成分的影響——高濃度的單元不飽和脂肪酸（主要是油酸）和高含量的多酚（主要是橄欖苦苷和羥基酪醇）。

多酚是在腸道菌的幫助下發揮其對健康的好處，[33]而研究顯示，油酸也可能是同樣的情況。油酸是橄欖油的主要脂肪酸——占總油量的七十三％——其中十一％是多元不飽和脂肪酸，像是omega-6和omega-3脂肪酸。單元不飽和脂肪酸（MUFA）非常耐高溫，於是特級初榨橄欖油便成為烹飪的健康選擇。在過去，高含量的單元不飽和脂肪酸被認為是特級初榨橄欖油具保護作用的原因，但目前的證據顯示，橄欖油的好處主要與在當中發現的多酚和抗氧化劑（維生素A和E）有關。我們已經從各式各樣的橄欖中，鑑定出多達三十種不同的多酚分子。此外，特級初榨橄欖油的酚類濃度從每公斤五十毫克一直到八百毫克不等，其中多酚的含量取決於橄欖的種植區域、相應的氣候差異、收穫時的成熟度，以及榨油過程。此外，橄欖油的酚類成分在不同類型的橄欖中差異很大。因此，想弄清楚購買哪種橄欖油才能兼顧風味，同時獲取多酚帶來的好處，並非一件容易的事。

幾年前，我前往義大利風景如畫的亞得里亞海沿岸，拜訪我的好友馬可・卡瓦列里（Marco Cavalieri）。他是費爾莫Le Corti Dei Farfensi餐廳的老闆，我也因此對橄欖油有了更多的了解。除了自產的葡萄酒外，馬可還從許多樹齡已有八百年的橄欖樹生產特級初榨橄欖油，使用的橄欖種類繁多，包括Sargano、Carboncella、Ascolana、Coratina、Frantoio和Moraiolo等品種。（一棵有八百年歷史的樹聽起來很古老，但實際上在人類剛開始生產橄欖油的年代，它只是一棵樹苗。人類六千多年前在地中海東南部盆地就開始種植橄欖樹，是古希臘人、羅馬人、波斯人和腓尼基人，在整個地中海地區的主要貿易商品。）這些品種含有多酚橄欖苦苷、去甲基橄欖苦苷和槲皮素，平均多酚濃度約為每公斤八百毫克。

除了從老樹上採摘橄欖外，馬可還用許多策略來確保其產品中的多酚盡可能擁有最高的含量。橄欖要在尚未完全成熟時採收，這也是它們多酚含量最高的時候。採收下來的橄欖儲存在密閉的鋼製容器中，保護它們不受氧氣和光照的影響。那些準備製成油的橄欖在採收的幾個鐘頭後，就會送到當地工廠進行冷榨。新鮮的油有一種特殊的刺鼻香氣，一種近乎燒灼感的原始味道。除了風味特殊及對健康有益外，多酚與其他食用油的不同之處，還在於其卓越的氧化穩定性。

我在研究地中海飲食為何對健康有益時，漸漸發現由人類的專業知識和傳統手法精製而成的特級初榨橄欖油，其本身的高多酚含量就是一種天然的藥物。跟任何藥物一樣，藥效好壞的關鍵在於活性成分的數量和加工過程的品質。所以說，雖然市面上販賣很多標榜著特級初榨橄欖油的昂貴橄欖油，但與其觀察其外觀的深淺，不如調查它們的平均多酚含量，以及是在何處採收，又是如何加工的。不過這可能得耗費一番功夫，因為大部分的製造商不會在標籤上標示多酚含量。由於多酚含量難以獲知，消費者想要確定品質的最佳方法，是透過味道——辛辣氣味通常是多酚含量高的標誌。

Omega-3脂肪酸

研究顯示，主要有兩種omega-3多元不飽和脂肪酸（PUFAs）——二十碳五烯酸（EPA）和二十二碳六烯酸（DHA）——提供許多健康許多好處，包括能預防心臟病和癌症，以及做為治療類風濕性關節炎、憂鬱症和認知能力下降的補充療法。[34]雖然這些健康的脂肪酸大多會被小腸吸收，但有證據顯示可能會有少量進入大腸，進而增加腸道菌叢的多樣性，並改變其豐富度。

多元不飽和脂肪酸含量最高的食物，包括野生鮭魚和鯖魚、鯡魚、沙丁魚和鳳尾魚等小魚；亞麻耔、奇亞耔和核桃；以及其他一些食物，包括大豆、牡蠣和鱈魚肝。野生動物（例如鹿或野牛）的脂肪也含高比例的多元不飽和脂肪酸，並且比起傳統上在農場飼養的動物，草飼乳牛的含量也相對更高。這些食物的多元不飽和脂肪酸含量很高，因此也被廣泛用來作為營養補充品——例如魚油和一些更濃縮的「營養保健食品」，做為承諾對身體帶來好處的藥劑替代品。然而，與其他補充品一樣，對照臨床研究通常未能顯示服用omega-3補充品對健康有任何好處。

什麼時候吃才對

從我們祖先的飲食方式還能收集到其他有用的指引。舉例來說，早期的人類並沒有固定的豐盛三餐，更別提在白天或夜晚吃任何零食了。他們的生活方式也沒有久坐不動的傾向，或有人把食物直接送到洞穴。外帶和外送雖然方便又安全——疫情期間的絕佳選擇——但也排除了最後一個為了必須養活自己而付出體力的理由。

在新石器時代，人類大部分的時間都在打獵、捕魚和覓食。用餐時間被各種沒有食物卻有大量體力活的時段分割開來。一九七〇年代初期，我為了拍攝紀錄片而遠征亞馬遜熱帶雨林的亞諾馬米村（Yanomami village），在那裡生活數週，親身體驗了這種生活節奏。這些村民身材精實，日子天天充滿了勞力。他們為了找食物忙翻天，幾乎沒有時間吃飯！女人通常帶著嬰兒一大早就離開村莊，直到傍晚才帶著她們採集到的塊莖、水果和莓果回來。男人同樣在外探險了一整天，穿越森林追逐獵物，或熟練地駛著獨木舟穿過奧里諾科河上游的急流。所有人會在傍晚時聚在一起吃晚飯，日落就寢，日出醒來後，把例行公事再重來一遍。基本上，他們等於在練習一種限時進食法，白天外出或睡覺時，可以長達十到十二小時不吃東西。

根據大量的臨床前科學研究結果，現在我們了解到，定期空腹會產生持續的適應性反應，增加大腦－身體網絡的抵抗力，減少罹患許多慢性病和早逝的風險。事實上，近來出現了「間歇性斷食法」的流行趨勢，這是一個包羅萬象的術語，涵蓋了各種鼓勵減少熱量攝取和／或禁食時間的飲食。理論上，早期人類的這些飲食習慣等於充分實踐了斷食法，雖然對他們而言是不得已的方法。[35]

斷食——不盡然是完全不進食，而是減少每天進食的次數——可以觸發器官內部和器官之間的後天免疫反應，改善與代謝疾病和老化有關的訊息傳遞路徑。斷食可以保持胰島素降血糖的敏感度，同時抑制觸發身體的免疫反應，維持其轉化葡萄糖的代謝功能。接著，生酮作用出現了。在斷食、實施減醣飲食、處於飢餓狀態，或長時間劇烈運動的期間，可能會有缺乏葡萄糖或葡萄糖不足的情況，這時細胞被迫觸發代謝開關，把主要的能量來源從葡萄糖換成酮體，或稱之為酮類。這些酮類是肝臟從身體脂肪的脂肪酸中產生的，並作為替代能源分送到全身的細胞，包括腦部。一旦抵達目的地，這些酮類就會在線粒體中被氧化以釋放能量。同時，細胞會觸發增強身體防禦機制的途徑，以抵抗氧化和代謝壓力，甚至還有清除或修復受損細胞分子的功能。然而，酮體不僅是在斷食期間作為替代能量，也是對細胞和器官功能有影響力的訊息傳遞分子。人們認為，即使一個人重新開始進食，斷食期間啟動的高度協調的全身和細胞反應，仍然可以延續下去，繼續增強我們的身心表現，提高對疾病的抵抗力。

可惜，今天許多想藉由生酮作用得到好處所採用的「間歇性斷食法」，其中需要的謹慎態度和耐心，超出了大多數人在日常生活實踐的能耐。這些流行的飲食法包括5：2輕斷食，原則是每週選兩天在吃東西的時候把每日熱量需求限制在二十五%；還有仿斷食飲食法（Fasting Mimicking Diet，簡稱FMD），這是一種高脂肪、低熱量的飲食，有助於維持生理斷食狀態，但實際上不必斷食。[36]你可能還記得第五章提到的另一種生酮飲食法，作法是藉由大量減少碳水化合物的攝取量來誘發酮症，而通常是用動物脂肪和紅肉代替碳水化合物。正如我之前提過的，我不支持生酮飲食，除了極少數例外（例如用於治療頑固型癲癇），原因很簡單，它與我們腸道菌相的需求和健康完全是背道而馳。

有趣的是，我看到許多患者和熟人放棄了這些斷食法，研究也證實，困難在於長期執行。在少數採用這些飲食法進行的臨床實驗中，二十五%到四十%的受試者退出的最常見原因，是缺乏繼續斷食的動力。這也可能導致「溜溜球效應」，意思是本來體重變得正常、代謝變得健康等的正面進步，因為故態復萌而逆轉，有時甚至比開始時更糟。

此外，雖然對小鼠的臨床前研究持續顯示間歇性斷食有諸多好處，包括對肥胖症、糖尿病、心血管疾病、癌症、神經退化性腦部疾病和長壽有其正面影響，但人類臨床研究並非總是顯示出同樣令人印象深刻的結果。在對恢復代謝系統的明確例證中，許多這類的研究顯示，這種飲食的減重效果與標準的低熱量飲食相當。例如，在二〇一八年由格拉斯哥大學醫學院的莉安娜・哈里斯博士（Leanne Harris）所領導的一項整合分析發現，與傳統的低熱量飲食相比，採取間歇性熱量限制，在體重和體脂肪方面並沒有顯著差異。[37]其他以間歇性熱量限制與另外幾種飲食法進行比較的研究顯示，間歇性斷食並不會對人類罹患代謝和心血管疾病的風險產生長期的正面影響。

限時進食法：把重點放在腸道菌相

幸好，限時進食法（time-restricted eating）——通常被誤認為間歇性斷食——不僅能讓我們重拾祖先的健康習慣，也是一個更可行的選擇，因為限時進食法不需要減少每日的總熱量，只是要縮減我們每天吃飯的時間。限時進食法也考慮到了晝夜節律對腸道菌相的影響。

才不過幾年前，科學家認為腸道菌相是一群靜態的微生物，生命早年一旦固定了，到死前大概都會維持不變。但研究已經顯示腸道菌相其實是一群高度變動的微生物，具有晝夜節律和季節性的步調。[38]在小鼠研究中，在一天二十四小時裡，腸道菌叢、免疫系統和肝臟之間的互動有顯著的差異。進食期間，腸道菌與我們腸道之間交流得更加頻繁，對免疫系統的基因表現，以及腸道、肝臟和大腦中的細胞產生深遠的影響。這些發現強烈顯示了用餐時間對腸道菌相和我們的整體健康，有深遠的影響。

事實上，位於加州拉霍亞市索爾克生物研究所（Salk Institute for Biological Studies）腸胃病學部實驗室的薩欽．潘達博士（Satchidananda Panda），在最近的兩項小鼠研究中，發表了限時進食對新陳代謝、全身發炎和腸道菌相影響甚鉅的報告。[39]研究人員每天阻止小鼠接觸任何食物九到十五個鐘頭的時間；在剩餘時間裡，牠們則想吃就吃，不受限制。其中一項由索爾克研究所的研究員阿曼丁．朝克斯（Amandine Chaix）所領導的研究發現，小鼠不進食的時間愈長，限時餵養的好處就愈顯著，反之不進食少於十二小時的情況下，觀察到的優勢比較少。這些正面影響也包括在小鼠攝取高糖和高脂肪的西方飲食時，免於增加過多的體重，即使每天吃進的熱量並沒有改變。只要小鼠每天吃東西的時間集中在十二小時內，就能盡情享受牠們的高糖、高脂肪飲食。研究人員還發現小鼠體脂肪蓄積和相關的發炎症狀減少，代謝葡萄糖的能力進步，以及胰島素抗性也降低了。

由目前擔任加州大學聖地牙哥分校扎林帕爾實驗室負責人的阿米爾．扎林帕爾博士

（Amir Zarrinpar）所主持的另一項研究中，發現實驗小鼠因為攝取高糖、高脂肪的飲食，腸道菌相的日變化（diurnal fluctuations）變得異常。可是，當研究人員只在限制時間內餵食小鼠相同分量的食物時，日變化便恢復規律的狀態，[40]腸道菌的多樣性增加，與肥胖症相關的腸道菌也減少了。最引人注目的可能是，這些實驗並沒有減少卡路里的攝取量，只是限制了每天進食的時間，這點與間歇性斷食是不一樣的。

這些開創性的研究開闢了一種吸引人的新選擇，恢復我們體內代謝的健康。只要一個簡單的限時進食法，就能讓你隨心所欲吃想吃的蛋糕。藉由每天八小時以植物為主的飲食來保護腸道菌的健康，然後在剩下的十六小時內將代謝轉換為酮體燃燒模式，其中有八小時是晚上的睡眠期間。

儘管如此，正如其他的飲食介入一樣，這個飲食法仍存在一個主要問題：我們能在日常生活中維持這種飲食的可能性有多高？世界各地的飲食習慣大相逕庭——阿根廷和西班牙人的晚餐時間是晚上十一點，而赤道地區的土著傍晚就用晚餐了，那裡的日落時間是下午六點或七點。此外，還有與工作相關的限制：大部分的工作人口習慣早睡，然後在早上五點起床通勤。很多人沒辦法及時回家吃晚餐。學童出門上學前需要吃一頓豐盛的早餐，回家後需要吃點零食。而且，我們真的希望大家在過了漫長的一天後，放棄在電視機前喝一杯美酒、享受一片起司嗎？即使能夠完全控制自己的時間，也幾乎很少有人可以把進食時間維持在嚴格的八小時內。乍看之下，想要將這種飲食法融合在我們的生活節奏中似乎是不可能的。

因此，為了表示支持，我決定自己展開實驗，親自嘗試限時進食法。我們家利用了新冠肺炎必須居家隔離造成的獨特情況，從每天三餐的傳統地中海飲食搭配點心（水果和堅果）變成逐步限制每天的飲食時間，一開始是十二小時，最後固定在每天八小時。

我得承認：改變並不容易。藉由一邊吃著營養的早餐一邊閱讀《紐約時報》展開一天，是我們非常喜歡的生活習慣。我們也習慣在兩餐之間吃些零食補充體力，並在晚上睡前喝杯紅酒。週末，我們通常會和朋友出門聚餐，一杯酒往往會變成兩杯，而這些輕鬆悠閒的夜晚一般會一直持續到晚上十一點。

所以，我們打算循序漸進。在不改變以植物為主的飲食習慣下，我們利用兩週的時間，把每天的斷食時間從十二小時慢慢增加到目標的十六小時。達成目標後，我們又花一個月繼續嚴格維持這種每天八小時進食、十六小時斷食的節奏。可以這樣想：你在睡覺的時候已經（我希望）達成了一半的斷食時間。

經由這樣的安排，我們最慢於晚上八點展開十六個小時的斷食，接著跳過心愛的早餐，在中午和下午之間吃第一頓飯。我們繼續維持前往托班加州立公園附近的熱門景點鷹岩（空著肚子）進行一小時輕快的晨間登山，進一步將我們儲存的體脂肪作為代謝的唯一能源。令人驚訝的是，我們並沒有不舒服的感覺，也沒有出現任何低血糖的症狀，與常見的飲食迷思恰恰相反。僅僅兩週後，我注意到我的體重減輕了四到六磅（約二至三公斤）；這種情況在我的實驗期間持續了好幾個星期。雖然一開始放棄我們熱愛的日常習慣是很大的挑戰，但現在已經習慣了，尤其是在我們自然而然養成了意想不到的好習慣時。我們主動放棄了全天吃零食（除了偶爾會吃能量棒）和晚餐後喝酒的習慣，主動將每天的「享樂」卡路里攝取量再減少五百卡，同時繼續享受我們的傳統地中海菜餚。

過了一段時間，我們便慢慢適應了一種更健康的生活模式。為了將嚴格的168限時進食法對生活的干擾降到最低，我建議在一兩個月後，將這種做法減少到嚴格遵守五天，另外兩天則是照一般方式進食。我發現最實用的作法是將週末設定成不受限制的日子，方便我們與朋友聚餐，晚餐吃得晚一些，並享受豐盛的早餐。

我現在是進入這個時程表的第二個月，目前沒有發現體重有反彈的跡象，我的妻子也沒有。我的體重沒有持續每週下降，而是維持穩定狀態，比開始時輕了約九公斤，我的妻子一開始就沒有體重問題，但比初始體重輕了四・五公斤。我們每天都會維持運動習慣，預防肌肉量流失，並防止最近一項臨床實驗中某些受試者所遇到的情況。[41]而且，和我們最初所擔心的不同，現在不管是登山或一整天下來都不會覺得餓，也更有活力。最終，我們的經驗讓我徹底相信，這種限時進食法既可行又有效，許多朋友和同事從旁觀察後也證實了我的說法。當然，我們的實驗不是對照研究的一部分，我也沒有監測任何生理數據——因此可能存在未被注意到的變數，例如體重減輕部分是因為意外限制了熱量——但在我看來，這種飲食提供了一種實用且有效的方法來改善代謝健康，同時甩掉多餘的體重。

然而，也許最重要的是，這種飲食法讓我們能夠以最好的方式規律餵養我們的腸道菌——而不像生酮飲食剝奪了對腸道菌叢至關重要的植物成分、膳食纖維和多酚。我們必須了解，以植物為主的限時進食法並不只是另一種短期的減肥飲食法。為了獲得最大的好處，這種飲食法應該成為一輩子的生活習慣，搭配定期的有氧運動和壓力管理練習，如不同形式的冥想。根據本書介紹的公開科學，我堅信這些改變不僅能維持正常的體重、多樣化的腸道菌相和健康的新陳代謝，還能保護大腦免於受到長期低度免疫反應的有害影響。

第8章　土壤是腸道健康的關鍵

一九六二年七月，當時我年值十二歲，父母同意讓我在約翰叔叔的農場過暑假，那裡是位於慕尼黑北部約四十分鐘路程的一座小村莊。那個地區長年被認為是德國南部的糧倉，大型農場綿延數英里，小鎮和村莊則點綴其間，由狹窄蜿蜒的道路相連。當時，那些家庭農場生產各式各樣的農產品，從小麥和大麥到甜菜根和馬鈴薯，另外還有牛奶和肉類。

在我短暫停留的期間，我們的生活作息十分穩定——穩定地很辛苦。我們每天早上五點半起床，餵乳牛吃新鮮的青草和三葉草，簡單吃過早餐後，再到田間採收甜菜根和小麥。午餐時間，阿姨會帶來新鮮採收的蒸馬鈴薯，一行人坐在麥田旁邊的草地上，享受自製奶油和麵包。（儘管這屬於高碳水化合物的飲食，我們家裡從來沒人過胖或患有肥胖症，或聽過有人對麩質過敏。）吃完午餐，我們立刻回到農地上辛勤工作。八小時的農作結束後，我們回家，上床就寢，一下子就睡著了。

我永遠記得在叔叔農場度過的那個夏天，那是我最有趣的童年回憶之一，但我從未想過把農業作為志趣和職涯的一部分。反之，我選擇從醫。那次在農場過完暑假約莫十年後，我便進入慕尼黑大學讀起醫學院。就學期間，我成了診斷疾病的專家，善於用各種藥物治療疾病，但我從未接受飲食建議的培訓，只能建議病患攝取足夠的蛋白質、碳水化合物和脂肪，或偶爾為特定疾病限制某些巨量營養素，如慢性腎病、肝病或乳糜瀉。我親身了解到，西方醫療體系一直以來的首要目標，是使用最新、最強大的藥物，或至少是製藥產業大力推廣的藥物，去成功對抗疾病，而不是找出根本原因去預防它。除此之外，醫師所握有的療法之中，最有效和最成功的仍是抗生素。抗生素防止我們死於致命的傳染病，拯救了成千上萬的性命。

儘管如此，我們逐漸看到這個成功故事在腸道裡瓦解的另一面。在不必要的情況下過度使用抗生素，加上現代飲食充斥過度加工的食品，嚴重損害了我們的腸道健康，這是全球長期有慢性病健康危機的原因，也是現在這場疾病大流行的基礎。

與此同時，我們身體之外的環境也正在上演一個異常相似的故事。儘管世界人口在過去七十五年裡翻了一倍多，但世界各地鬧饑荒和營養不良的比例實際上是下降的，多虧了農業革新讓我們能夠跟上這個快速發展的世界。

然而，我們也一直在悄悄破壞自然環境。由於持續使用化肥，農作物的健康和復原力已經急遽下降，導致它們更容易被害蟲侵襲，也更容易被感染，即便我們用再多有毒噴劑反擊仍於事無補。我們為了促使動物生長而濫用抗生素，並在過度擁擠且不人道的環境下飼養牠們，導致整個農業生態系統的抵抗力下降。我們創造了一個進退兩難的毀滅性局面。隨著動植物愈來愈容易受到病毒和疾病的傷害，我們也使用愈來愈多的農藥和抗生素讓一切活下去。

美國高檔超市裡的蔬菜水果看起來令人垂涎三尺，顏色鮮豔，品種繁多，表面平滑，但根部的礦物質和植化素含量每況愈下，就與我們那漆黑、無氧的腸道裡所面臨的問題有著驚人的相似之處。正如腸道菌相之於我們的健康，土壤中與植物根系互動密切的微生物生態系統之於土壤健康，也扮演著至關重要的角色。更令人驚訝的是，植物性食物和我們腸道互動時一些必不可少的分子，竟同樣也在根圈此一看似普遍的溝通系統中起著至關重要的作用——所謂根圈（rhizosphere），是土壤中一個狹窄區域，布滿根系微生物群選擇作為棲息地的植物根系。我們也稱這裡是根微生物組（root microbiome）。[1]

甚至根圈的類光區（halolike zone）也可媲美腸道黏液層的外部，即腸道內壁的類醣塗層，我們的大量腸道菌都在那裡。同樣的，植物會分泌一種高複合碳水化合物液體，用來

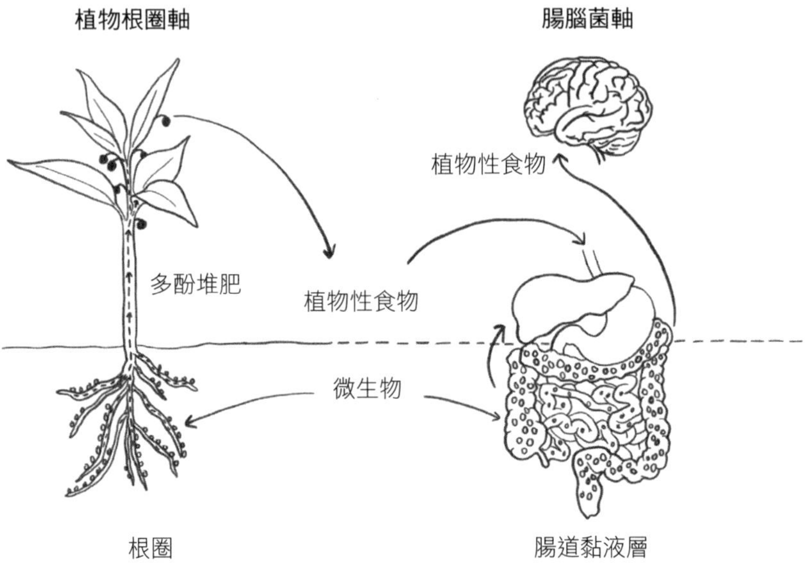

吸引並餵養根圈的微生物。正如腸道菌可利用碳水化合物的供給決定了我們腸道菌叢的豐富度和多樣性，這種根部分泌的醣能讓土壤微生物繁榮的生態系統保持活力。考慮到微生物與腸道互動和根圈的這種相似性，與之相關的微生物在把糖分子轉化為能量時，也共享許多相同的基因和代謝路徑。[2]根圈每單位體積包含的微生物比土壤中的其他地方都多——一個非常密集的微生物群，類似存在我們大腸中的腸道菌相。

這兩個系統也有類似的困境。在抗生素、環境汙染物、不健康的飲食、化肥和殺蟲劑的衝擊下，我們的腸道菌相和土壤微生物群的健康狀況急遽惡化。我們的土地遭到各種方式破壞，但一個特別令人咋舌的例子是高莖草原生物群落（tallgrass prairie biome），這裡曾經是美國生物多樣性最豐富的生態系統，完全可以自給自足。[3]這塊從俄亥俄州和密西根州一直延伸到達科他州東部、內布拉斯加州和堪薩斯的區域，曾經布滿各式各樣高達十英尺的草種，再加上多年生植物和多種野花，草原覆蓋大約二・四億英畝。[4]一八〇〇至一九三〇年間，移民將他們所謂的美國大沙漠（完全沒察覺這裡是地球上最豐富的棲息地之一）改造成農地，摧毀了這片草原及大部分居住在此的動物，包括美洲野牛和草原犬鼠（Prairie dogs）等重要物種。當然，更發人深省的是這次擴張造成的人類死傷，因為歐洲移民幾乎驅逐了或屠殺了所有美洲原住民，但在歷史上仍往往遭到忽視，讓人難以置信。

後來，農業活動又逐漸破壞了歐洲移民當初為了耕種占領而來的土地。拔除多年生高莖草的根系，導致高莖草原和其他許多植物物種瀕臨滅絕。建立大片排水系統改變了土壤的含水量和流體力學，導致土壤持續受到侵蝕。這個生態系統曾經為當地人和大約一・五億頭成群移動的野牛提供豐富的食物，如今卻已經減少到不到原始大小的四％，差不多已完全被化肥耕種的小麥，以及為了餵養大量乳牛所種植的玉米和大豆等單一作物所取代。

利茲・卡里斯勒（Liz Carlisle）是一位有機農業的教育工作者，她在加州大學聖巴巴拉分校的環境研究課程擔任助理教授，同時也是《地下扁豆》（*Lentil Underground*）和《穀物》（*Grain by Grain*）的作者。當我與她談到土壤健康時，我好奇是什麼導致她對這個主題如此熱情。她回答，「既是因為我祖母在內布拉斯加州西部大草原上所經歷過的美麗，也因為發生在這些土地上的悲劇。〔我祖母〕的童年過的是傳統農業生活；她與大自然有非常深厚的連結。她有許多我深愛的特質，都來自那種連結……她非常坦率地告訴我像這樣疏於保護土壤而導致的人類悲劇，首先就是土著的種族滅絕。總體而言，現代農業嚴重損害了這些以土壤為基礎的自然生態系統，因為耕種及表土和化肥導致的流失，估計讓土壤微生物群的多樣性減少了四十％。」

幾年前，我前往內布拉斯加州林肯市參加一場名為「土壤、水域、腸道——不同棲息地的微生物群」的會議時，也對這個困境印象深刻。除了聽到專家談論土壤中微生物多樣性下降的問題外，我也與一群來自北達科他州的年輕印第安婦女進行交談，結果令我備受啟發。我好奇他們是否仍舊遵循傳統飲食，以玉米、南瓜、豆類、漿果、野米為主食，偶爾攝取鹿肉或野牛肉，還是影響力持續擴大的西方工業食品，已經接管他們的飲食習慣。

「有儀式活動時，我們仍會吃一些傳統餐點。」其中一位婦女告訴我，「但很多食物在我們的保留地已經無法取得。比起用野牛肉或傳統食物發展自己的生意，部落決定將土地出租給大牧場放牧，比較有利可圖。」

這些年輕女性直接告訴我，草原生態系統曾經能夠讓本土居民完全自給自足，如今卻已經無法與規模龐大的工業化農業抗衡。這條經濟方程式忽略了與現代食品生產相關的隱性成本。可悲的是，其中兩名婦女告訴我，她們被診斷出患有代謝症候群，這又再次證明了一個殘酷的事實，就是一旦將肥胖症和代謝疾病的醫療費用考慮在內，「廉價食品」的經濟方程式就會發生巨大變化。

遇到這些女性讓我意識到我們不僅辜負了我們的土地，也辜負了自己，但這不是唯一一次的體悟。會議結束不久後，我又遇到一次讓我大開眼界的經歷。我帶著妻兒到德國巴伐利亞州拜訪親戚，並參觀了我在大約六十年前的那個夏天住過的農場。抵達後，所有的動物——牛、豬、雞、鵝，每一隻動物——都不見了。我震驚不已。我望著四周綿延數英里的田野，一如既往地鬱鬱蔥蔥、熱情好客，藉此安慰自己。但很快地，我的表親就提到他們不再像我年輕時那樣用牛糞來施肥，而是使用化肥。在經濟壓力下，家庭農場改為種植玉米和冬麥等單一作物，此外，放眼望去全是啤酒花植物——從八世紀以來就在這裡種植的一種高大的綠色藤蔓，又被稱為巴伐利亞的「綠色黃金」——因為最近流行的IPA啤酒，啤酒花已成為一種有價值的商品。除此之外，我們過去在田裡做的所有苦工，現在則是在我表弟的閒暇時間靠精密機械完成，其餘時間他在附近的ＢＭＷ工廠工作。我也不禁注意到，幾個曾經苗條健康的親戚胖了不少，其中有許多人患有糖尿病和代謝症候群。

工業化農業的無情支配，總是連帶帶來同樣的傷害，也就是慢性病，這進一步凸顯出這個問題在全球各地都有其緊迫性。數百萬年來，演化機制一直在努力優化我們的身體和腸道菌之間，以及植物根系和土壤微生物群之間的緊密關係。這些事讓我確信我們應該想辦法回到我們的根源，也就是說透過採取以微生物群為目標的飲食，恢復腸道和植物的健康。

多酚：植物的醫療體系

植物根系和土壤微生物群之間的共生關係非常緊密，就像腸腦菌網絡中的循環溝通一樣。

植物為土壤提供免費的糖、維生素、有機酸和植化素；作為回報，土壤也為植物提供了適合滋養微生物的環境。[5]這種互利交流的其中一個例子與多酚有關。黃酮類化合物是多酚類中最大的一群，在綠茶、柑橘類水果、莓果、豆類和紅酒中含量豐富，是植物性飲食

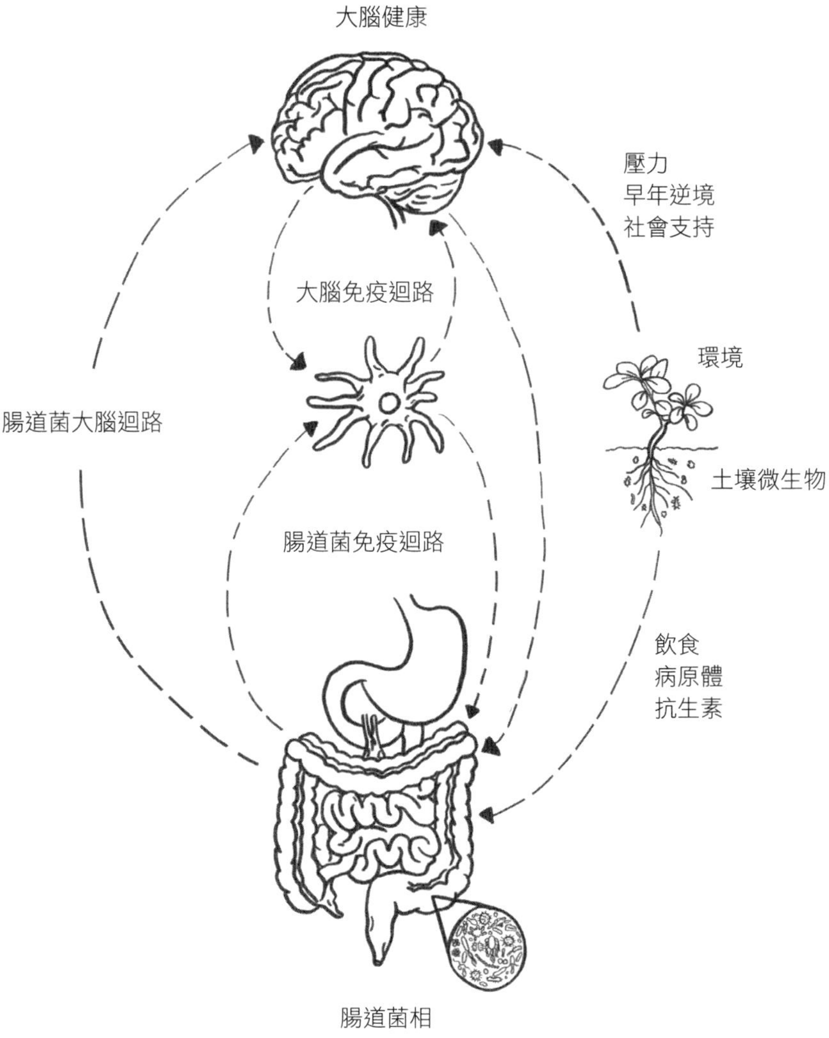
大腦健康
壓力
早年逆境
社會支持
大腦免疫迴路
環境
腸道菌大腦迴路
土壤微生物
腸道菌免疫迴路
飲食
病原體
抗生素
腸道菌相

有益健康最重要的元素之一。黃酮類化合物在自然界中含量豐富；據估計，光是在不同植物中就有八千多種不同的類型。

黃酮類化合物對植物的健康具有至關重要的作用，因為它們會吸引生活在植物根部的固氮菌種，把空氣中的氮轉化成天然肥料。特殊的土壤微生物會把氮轉化成天然硝酸鹽肥料（胺基自由基，NH_2），尤其是生活在豆科植物（莢果類植物，如扁豆、豌豆和三葉草）根圈中的根瘤菌屬。植物在生長期結束並死亡後，會被微生物分解，釋放出銨（NH_4），這是另一種形式的可用氮，然後為鄰近的植物和微生物提供食物。把這些能夠吸引固氮微生物的植物與其他農作物種在一起，等於為後者提供了天然的肥料來源。[6]這種再生過程也幫忙調節了大氣中的氮，大氣中的氮約占地球大氣的八十％。

但黃酮類化合物和其他植化素對植物的好處不僅止於此。舉例來說，當根系分泌物釋放到土壤中時，其他類型的黃酮類化合物能幫助鐵、銅和鋅更容易溶於根圈。[7]這讓植物能夠方便吸收這些礦物質，當我們吃這些礦物質時，會轉變成我們需要的微量營養素。[8]此外，植化素可以在緊急情況下發揮作用，例如遇到害蟲、草食動物、乾旱，或植物缺乏營養、遭到紫外線輻射襲擊的時候。[9]受到威脅的植物會敲響化學警鐘，分泌一種能促進抗病黃酮類化合物生成的酶。同時，植物會向根圈發出求救訊號，招募微生物，幫助植物增加它的天然藥物。

植物可以利用根部微生物群對抗植物病原體，例如常見的丁香假單胞菌（*Pseudomonas syringae*），這種病原體會侵襲植物的莖、葉、芽和花。[10]植物檢測到丁香假單胞菌時，會向根部發送訊號，釋出蘋果酸，吸引枯草芽孢桿菌（*Bacillus subtilis*），讓它在根部大量繁殖，並刺激植物生成防禦性化合物以對抗病原體。枯草芽孢桿菌也發現存在於人體腸道中，從它身上培養出的細胞曾被廣泛用作免疫系統的刺激物，以幫助治療腸胃道及泌尿道疾病。儘管大約七十五年前，人類用抗生素取代了枯草芽孢桿菌，但這種微生物仍繼續在努力維持植物的健康。

植物和土壤微生物群之間這種良好的互動，延續到多酚身上。色胺酸對某些腸道菌和腸嗜鉻細胞（我們腸道中的血清素倉庫）之間的雙向溝通，也扮演著重要角色。[11]雖然腸道內壁的細胞會把色胺酸分解成幾種訊息傳遞分子——如血清素和犬尿胺酸——但腸道內大部分未消化的食物色胺酸，會被一種只存在於某些腸道和土壤微生物中的酶轉化為吲哚。吲哚在人體和大腦中擁有各式各樣的功能。吲哚家族的某些成員似乎對泛自閉症障礙、阿茲海默症和憂鬱症有治療效果。事實上，我的實驗室最近證明，吲哚的一種代謝物，吲哚-3-乙酸，似乎能調節大腦中影響我們食欲的網絡。[12]根圈的某些益菌就像它們在腸道中的表親一樣，可以在植物中啟動相同的代謝機制，產生相同的吲哚-3-乙酸代謝物，這後來被證明是植物界最重要的生長荷爾蒙之一。這種荷爾蒙能夠讓植物的根變得更長，長出更多側根和毛狀根。植物的根系愈廣闊，就能吸收更多養分，讓更多的營養物質滲入土壤，進而吸引到更多有助於產生吲哚-3-乙酸的微生物。

雙重破壞：西方飲食和工業化農業

雖然我們才剛開始認知到腸道健康和植物健康有共同的基本原則，且此原則能夠一路延伸到我們腸道菌的基因和分子，但土壤微生物對於植物的生長和健康至關重要的這個觀念，卻由來已久。這個觀念與整體醫學一樣，在歷史的洪流中被忽視了。自從德國化學家尤斯圖斯・馮・李比希（Justus von Liebig）在十九世紀初發現化肥的效用開始，普遍的想法就是只要使用由巨量營養素氮、磷、鉀混合而成的NPK肥料來促進植物生長，食物就能源源不絕地持續增加。[13]（順道一提，現在我表親在德國的農場上所使用的就是NPK肥料。）後來，隨著快速工業化，李比希的概念在第三次農業革命（亦稱之為綠色革命）中發揮了重要影響，藉由新的農耕方法提高農作物的產量，以設法解決世界的飢餓問題。[14]這個方法之所以變得可能，得歸功於高收益的穀物品種，以及廣泛使用一系列新型的農用化學產品——從大量的NPK肥料到用來殺死昆蟲、雜草、真菌和蠕蟲的合成化學產品。再加上灌溉技術、機械化和新的耕作方式，這些全部被包裝在一起宣傳推廣，以取代傳統農業。

不可否認的是，從全球食物產量的角度來看，這個方法非常成功。事實上，自一九六〇年以來，全世界的小麥和其他糧食作物的產量增加了兩倍，預計到二十一世紀中葉還將進一步成長。然而，正如華盛頓大學的地貌學教授大衛・蒙哥馬利（David Montgomery）和生物學家兼環境規劃師安妮・比克爾（Anne Biklé），在他們的著作《自然的隱藏的一半：生命與健康的微生物根源》（*The Hidden Half of Nature*）[15]中所提到的，「李比希深遠的影響力導致農業科學發展成應用化學的一個專業分支。」而不是將工業化農業建立在生態學和微生物學的生物學原理上。這種採用簡化論的現代作法對複雜系統造成的連帶傷害，到現在才明顯體現在我們的植物、土壤和身體健康上。

與腸道和人的健康一樣，要讓植物健康達到最佳，不可能倚靠簡單、廉價的化學混合物。天底下沒有這種好東西，既能讓植物神奇生長，又能提供源源不絕的健康食物。不，培育植物的複雜配方自然存在於植物根圈那些大量的有益微生物之中——棲息在植物根部附近的細菌和真菌。這些微生物群把自身產生的代謝物輸送到植物的根部，同時幫助植物從土壤中吸收礦物質、其他營養素和各種有益化合物。早在李比希建立農化公司之前，植物就以一種極度先進的方式全面照顧自己的生長和健康，成就遠遠不是今天我們以人為方式所能達到的。

西方飲食提供的食物不僅熱量高、缺乏微量營養素，也剝奪了腸道菌所需的營養。同樣的情況，缺乏微量營養素的化肥直接影響了植物的生長和大小，同時讓根圈的微生物挨餓。「所以，到頭來我們得到了外表看起來肥碩又好看的高產作物，」安妮・比克萊和大衛・蒙哥馬利解釋，「但內在的礦物質和植化素卻少得可憐。」[16] 我們現在才意識到，我們對腸道和土壤的態度嚴重損害了宿主（包括我們在內的所有動植物）和數以兆計的微生物之間複雜的雙向溝通，也埋沒了微生物中約兩千萬個基因的集體智慧。而儘管人類擁有非凡的科學知識，但我們只發現了這種基因智能的千分之一！促進現代農場生長的NPK肥料，並沒有為植物提供抵禦疾病、自癒及迴避害蟲和病原體所需的無數分子。我們錯把重點放在植物的生長而無視其內在健康，就像我們改變了自己的飲食，忽略飲食具有促進健康的重要功能一樣。這正是這兩種錯誤一致的地方：它們共同導致愈來愈多的人口超重、肥胖、代謝受損，需要經濟體系不斷增加支出，購買維持生命的藥物和醫療資源。[17]

新運動：再生有機農業

有機農業一直是種植農作物最古老的方法之一。今日，有機農業成為所謂有機食品運動（organic-food movement）的一部分，訴求僅以純天然的肥料和農藥來種植食物並進行加工。這項運動始於一九四〇年代晚期，在一九六〇年代晚期漸漸開始活躍，最後蔚為風潮，被許多食品公司和餐廳作為行銷之用。[18]然而，儘管有機認證相當嚴格，但農民和農企業還是有一些漏洞可鑽，因此消費者可能並不總是能獲得他們所期望的好處。

比方說，在美國，有機標籤有四種不同的類型。「一〇〇%有機」（100% Organic）意思是所有成分都是有機製造的；「有機」（Organic）意思是至少有九十五%的成分是有機的；「以有機成分製造」（Made with Organic Ingredients）表示至少需有七十%的成分是有機的；「有機成分少於七十%」（Less Than 70% Organic Ingredients）則要求在成分區必須列出三種有機成分。這真的讓人困惑。此外，「天然」（natural）或「全天然」（all natural）意味著食物不是有機生產和加工的。[19]

有機食品運動帶領我們朝正確的方向前進，提供更多農藥含量低、營養價值高的蔬菜水果，卻完全忽略去處理土壤退化的問題。所幸，一場重視土地健康的運動已經開始興起——最近我與該運動最初的幾位支持者談話時，才意識到這一點，包括戶外服飾公司Patagonia的創始人伊方．修納（Yvon Chouinard）和環保人士利茲．卡里斯勒。

「再生有機農業是比較新的術語。」卡里斯勒解釋說。他目前正與許多農民合作，希望能恢復土地生態的完整性。「但這其實是一個非常古老的農耕法，世界各地的土著已經知道好幾千年了，只是現在又重新流行起來。」

再生農業的回歸始於一九八〇年代後期，由一家支持有機農耕的非營利組織羅岱爾研究中心（Rodale Institute）所推動。羅伯特．羅岱爾（Robert Rodale）認為，任何管理得當的自然系統，都不必仰賴昂貴又潛藏破壞力的化學資源，就能擁有富饒的生產力，同時增加未來的產能。簡而言之，農地可以是一個自給自足的生態系統。[20]這種針對土地整體管理的概念直到二〇一四年才獲得主流關注。羅代爾研究中心發表的一份報告顯示，協助抵制氣候變遷，不僅對人類和土地更健康，對地球也是。報告總結道：「改用一般便宜的有機農業管理方法，我們可以吸收目前年平均二氧化碳排放量的一〇〇%以上。」[21]說到底，就像卡里斯勒所說的，「在當代工業化農業的背景下，再生有機農法基本上指的就是農民轉向看起來更健康的原始農業系統。」

意識到土壤與腸道健康之間深刻且複雜的關係後，我不得不想起童年在叔叔農場的經歷與後來發生的劇變。變化之所以如此巨大，正是因為農民以更大的幅度改變了他們與土壤和農作物之間的互動方式。最重要的是，這個認知讓我發現到，化學農業對食物造成的影響，與合成藥物和加工食品對我們健康造成的影響，兩者之間有驚人的相似之處。我們比以往任何時候都清楚知道，除了要注意吃什麼和何時吃，還要注意我們的食物是如何種植的。幸運的是，在一些思想創新的領袖及公司的領導下，正掀起一股改變公眾意識的強大潮流。我將在下一章介紹其中的一些人。他們已經意識到這個問題的嚴重性，並正在努力幫助我們讓我們的身體、土地和地球恢復健康。

第9章 「健康一體」的概念

儘管我們的醫療體系堅信製藥公司的說法和商業價值，但想要改善那些困擾我們的病痛，絕對沒有一蹴可幾的辦法。光靠抗憂鬱藥並不能阻止愈來愈多人罹患憂鬱症；意在減緩阿茲海默症惡化的藥物不僅難以捉摸，也無法消除早期認知衰退的潛在風險；生酮飲食和低FODMAP飲食等熱門養生法，僅僅對某些患者提供短期效益，卻會削弱腸道菌相的健康；富含大量多酚、維生素和益生菌的營養補充品，無法彌補工業化農業所種植出來的植物嚴重缺少植化素的事實。即使是針對新冠肺炎的新疫苗，也無法降低弱勢群體被工業養殖動物傳播病毒的風險。我們目前所面臨的公共衛生危機，尤其是那些刻不容緩的慢性病、植物和土壤健康、氣候變化、傳染病大流行——都只是一個更大的網絡失衡後的一部分。

我們必須理解，地球是一個以系統構成的網絡，網絡之間會相互影響。有了這個新的認知，才能以永續的方法解決上述那些問題，而不是使用目前我們以藥理學、化學和補充

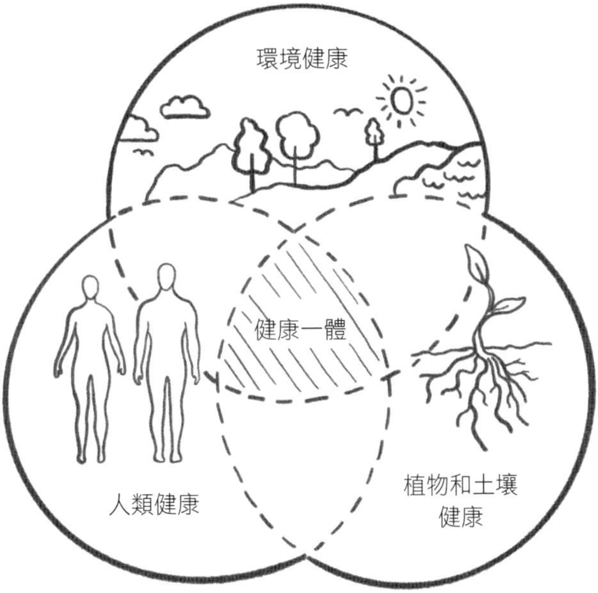

療法等拼湊出來的解方。

我們現在才漸漸開始理解那些肉眼看不見、而且多被忽視的微生物群。它們藉由無數的分子，沿著這個全球網絡的各種路徑，以一種通用的生物語言與彼此溝通——從土壤到植物，從植物到人類和其他動物，從腸道到腸道菌相和大腦，然後從動物回到環境中。了解這些錯綜複雜的關係，對於維護各層面的微生物、生物群和生態系統是至關重要的。我相信健康一體（One-Health）的概念，應該擴大到包含人類、食物、微生物群、動植物健康和環境的多學科觀點，並且要理解這些全部都在不知不覺中互有關聯。

雖然健康一體聽起來像是虛幻的哲學

思想，但其實是有經過研究證實的。由中國杭州浙江大學環境與資源科學學院的徐建明教授領導的一組研究人員，於二〇二〇年六月在《微生物體學》（*Microbiome*）雜誌上發表了一篇論文。文章裡他們使用複雜的網絡分析方法證明了有一種廣泛的微生物溝通系統，連接動物的腸道、植物的根莖葉等各部分（包括根圈）、土壤和水（淡水和海水），範圍是全球。研究人員證實，各種看似不同的微生物生態系統其實互有關聯，並且會與彼此溝通。[1]

研究人員分析了地球微生物群計畫（Earth Microbiome Project）[2]十四個不同環境的微生物群資料庫，可用的數據包括了二萬三千五百九十五個樣本和一萬二千六百四十六個基因序列變異的樣本，加州大學聖地牙哥分校的羅伯・奈特（Rob Knight）是這項計畫最初的發起人之一，也是本研究的其中一位共同作者。成立於二〇一〇年的地球微生物群計畫進行了許多自然取樣，並且分析了全球不同環境和地點的微生物群。這項研究的「共生」（co-occurrence）網絡分析顯示了這些環境各異的微生物群之間八種不同的互動模式。微生物群分為兩組，主要是植物和動物表面（如皮膚和毛皮）的微生物群。儘管先前的研究結果已經觀察到不同環境的微生物群之間有明顯差別，但再進一步調查發現子網絡之間的連接有重疊的現象，表示這些不同的環境仍有相似的微生物模式。

這項技術已經廣泛運用在分析每個微生物群結構和功能的複雜互動，這些互動如第四章所述，決定了我們的腸道菌相在新陳代謝和認知功能上所具有的作用。然而，這是第一次用它來檢測如此廣泛又大規模微生物群之間的互動模式。

我們從其他科學證據得知，在過去的七十五年內，各種菌株和物種的多樣性一直在減少，加上環境和生理之間的變化出現失調，導致整個地球網絡的穩定性、適應力和效益跟著大幅下降。[3]這種惡化的情況以各種方式呈現：例如無論在巨觀或微觀層面上生物多樣性都急遽下降，慢性病盛行率升高，對流行傳染病的抵抗力也愈來愈弱。

諷刺的是，導致新冠肺炎大流行的SARS-CoV-2病毒，比我們絕大多數的醫師、科學家和政客更了解地球生態網絡的複雜性。病毒不認識邊界、國家、政治信仰，或由醫學專科創建的獨立器官系統。但它完全知道如何鎖定並找到抵抗力最差的人類：因為不健康的飲食習慣和生活方式，而患有慢性病的那些人。它也知道在肉品工業化生產的過程中，對那些在不人道的生活環境下居住擁擠的動物和員工所造成的健康損害。它知道人類不斷侵害自然棲息地，像是非洲和南美洲的熱帶雨林等，增加了它和其他病毒從不健康的動物棲息地跑到人類身上的機會。事實上，這種病毒似乎對我們現代世界出現的問題有其獨特的道德標準——尤其是我們惡化的糧食系統、貧富不均和工業巨頭為了圖利而考慮的那些優先事項。

雖然長期以來，科學界一直認為健康一體的概念十分合乎情理，[4]但直到現在才總算注意到這個概念的潛力，相信它能帶來意義深遠的改變。[5]二〇一九年，EAT①-Lancet委員會在醫學期刊《刺胳針》上發表了一篇報告，詳述健康一體這個概念，探索了健康飲食、永續糧食系統和地球健康之間的複雜關聯。EAT-Lancet委員會是由十六個國家的三十七個頂尖科學家所組成，由約翰・羅克斯特倫（Johan Rockström）和華特・威利特（Walter C. Willett）共同主持，前者是環境科學系教授、斯德哥爾摩復原力中心聯合主任和波茨坦氣候影響研究所所長，後者則是醫學博士、哈佛公衛學院流行病學和營養學教授和哈佛醫學院醫學教授。[6]我和威利特談話時他解釋道，「這個委員會組成的目的……是為了檢視我們應該怎麼做才能在二〇五〇年之前為大約一百億人口提供健康的永續飲食。」根據作者的說法，報告的研究結果為實現這個目的「提供了有史以來的第一個科學目標」。

前面提到由徐建明教授主持的研究中，已經顯示微生物在連結地球上許多看似不相關的系統之間扮演重要的角色，但EAT-Lancet的這份報告仍然令人大開眼界，再次提醒我們食物、人類健康、環境和地球之間是息息相關的。儘管內容有某些部分受到質疑——其中一個主要爭議是報告中提議的糧食系統變革，將對傳統農業和飲食習慣產生衝擊——但準確詳述了現代糧食系統、不良飲食、環境破壞和人類健康之間密不可分的關係。重要的是，報告的結尾樂觀指出，改變是有可能的。

EAT-Lancet委員會報告說，人類紀（Anthropocene，即我們當前的時代，由於人類活動引起氣候和環境變遷的時期）的糧食生產和飲食習慣，是二十一世紀最大的健康和環境挑戰之一。這不僅是因為全世界正面臨愈來愈多與肥胖和代謝相關的慢性疾病（目前因為更嚴重的新冠肺炎大流行而暫時變得無足輕重），也是因為許多環境的生態系統和處理過程已經超出了安全界限。糧食生產和飲食習慣的失調，已經造成二十一億成年人口超重或肥胖，全球糖尿病的普及率也在過去三十年間翻了一倍——與此同時，全世界超過八・二億的人口營養不良，一億五千一百萬個兒童發育遲緩，五千一百萬個兒童嚴重營養不良，超過二十億人口缺乏足夠的微量營養素。

糧食生產，是造成全球環境變遷的最大原因。農業占據了全球大約四十%的土地，而糧食生產造成了高達三十%的溫室氣體排放。農業也耗費了我們七十%的淡水使用量。農田和牧場中自然生態系統的變遷，是眾多物種瀕臨滅絕的最大因素。過度濫用氮磷肥料導致雨水無法被地表吸收的溢流現象，會使藻類大量繁殖，進而耗盡水中的氧氣，在湖泊和

①E-A-T代表專業知識（expertise）、影響力（authority）和信任（trust）——Google使用這三個因素來衡量它應該對品牌或網站給予多少信任。

沿海地區形成巨大的「死亡區」。世界上大約有六十%的魚類資源被開發利用，其中超過三十%遭到過度捕撈。水產養殖的快速擴張，會對沿海、淡水和陸地生態系統產生負面影響。

為了健康的永續飲食，EAT-Lancet委員會建議一種「雙贏」的飲食法，意思是糧食系統必須有一個安全的「運作空間」，由我們每天需要多少特定的食物類型來決定，以便維護人類和環境的健康——比方說，每天需要一百至三百克的水果。

威利特解釋：「我們有很多證據證明什麼是健康的飲食。純粹用健康的角度來看，大方向是以植物為主的飲食——不一定得是素食主義者或純素食者，而是主要以植物為基礎。值得注意的是，從流行病學、微生物學、新陳代謝科、神經科學，一直到植物學和土壤學，隨著科學進展，這些學科的想法也漸漸趨向一致，紛紛支持這種飲食帶來的好處。」

對於那些不願意大幅改變傳統飲食習慣的人，這裡還有一個令人驚喜的替代方案，讓你們不必完全放棄肉類。近期推出的植物肉，在過去五年內愈來愈受歡迎，尤其是千禧世代的年輕人。顯示了這種巨大的改變不僅在美國行得通，甚至在巴西和阿根廷這種全國上下每天吃牛的國家也是有可能的。舉例來說，巴西吃素人口在過去六年內成長了一倍，促進素食產業蓬勃發展，力求取代肉類加工廠，同時減少該國為了擴展養牛場和大豆田的空地而砍伐亞馬遜雨林造成的環境破壞。與豆腐等其他代替肉類的素肉不同，這種新的植物肉漢堡甚至贏得了熱愛肉類的忠實消費者的心。根據NPD市調公司的分析師戴倫・西佛（Darren Seifer）的說法，購買植物肉漢堡的顧客中有九十%是肉食者，他們認為這些產品更健康、更環保。

顯然，把生產過程中對環境衝擊很大的牛肉轉成植物性成分，應該對地球有益。例如，Beyond Burger的植物肉大約有十八種成分，包括純化的豌豆蛋白、椰子油和菜籽油、大米蛋白、馬鈴薯澱粉和上色用的甜菜汁萃取物。然而，這些對環境有益的超加工食品是否同樣對個人健康有益，仍尚待觀察中。與牛肉做的漢堡肉相比，Impossible和Beyond公司的植物肉不論在蛋白質、總脂肪和卡路里的含量上都十分相似，而且飽和脂肪比例較低，不含膽固醇。而且與真正的肉不同的是，這些植物性產品也含有膳食纖維。目前有許多研究正在比較吃牛肉漢堡和植物肉漢堡，對代謝有哪些不同的影響。哈佛大學陳氏公共衛生學院營養學系主任法蘭克・胡博士（Frank Hu）表示，對於那些想吃得更健康的人來說，應該把肉類替代品視為「過渡食物」。然而，他也警告，即使你用植物肉漢堡代替漢堡，但搭配炸薯條和含糖汽水，仍無法改善飲食品質。八月，胡博士與一群健康和氣候專家在

《美國醫學會雜誌》（*JAMA*）上發表了一份報告，探討植物肉是否可以成為「健康低碳飲食」的一部分。[7]胡博士強調，以堅果、豆類和其他植物性食物取代肉類，已證明可以降低死亡率和罹患慢性疾病的風險，但無法推斷用純化大豆或豌豆蛋白製成的加工漢堡是否具有相同的健康益處。[8]

我問到如果每個人都開始吃以動物為基礎的生酮飲食，我們的地球可以支持多少人口時，威利特博士已有答案：「兩億人，這意味著大約有七十二億人需要尋找另一個星球。」

該報告的結論是，全球要在二〇五〇年之前達成如此健康的飲食，飲食習慣需要有巨大的改變，包括不健康食品的消費量要減至五十%以上，健康食品的消費量則必須增加至一百%以上。此外，供給約一百億全球人口的永續食物，生產時應該避免使用額外的土地，保護現有的生物多樣性，減少用水量，並盡責地管理水資源，大幅減少氮和磷汙染，實現二氧化碳零排放，並進一步阻止甲烷和亞硝酸鹽氧化物的排放。

這些野心勃勃的建議伴隨著一個嚴厲的警告：如果我們沒有在二〇五〇年之前扭轉或緩解當前的飲食趨勢，那人類的健康將正如威利特所說的，會產生「非常直接和嚴重的影響」。據估計，全球非傳染性疾病的醫療負荷將會惡化，糧食生產導致的溫室氣體排放、氮磷汙染、生物多樣性的喪失，以及水和土地的濫用，也將進一步威脅地球的穩定。威利特警告我們，「每一個人幾乎都需要努力改變自己的生活，國家和全球也必須改變政策。這將是一個巨大的挑戰。為世界提供健康的永續飲食是可能的，但是能犯錯的空間不大。我們必須迅速果斷地採取行動，包括生產食物的方法和飲食習慣，而且要終生堅持下去。」

這項計畫從經濟角度來看也是有好處的。投向健康飲食的懷抱可以有效解決我們當前的健康危機，大幅降低醫療成本，估計每年可以避免一千零八十萬至一千一百六十萬人死亡，即減少十九%至二十三・六%的死亡率——比任何創新藥物的效果都高。

與以往一樣，基本問題迫在眉睫。人類願意對自己的飲食習慣做出如此巨大的改變嗎？還是只有隨著災難持續累積才會發生變化？我們是否只是繼續增加醫療和研究預算，以且戰且走的態度去解決非傳染性疾病和一再復發的流行病？雖然這些問題沒有立即的答案，也無法回答我們是否意識到糧食生產和飲食習慣存在著嚴重的問題，不過有愈來愈多的知名公司、農民和廚師——真正的革命家——已經開始親自著手解決這些情況。他們共同證明了在不損害環境的情況下，種植和生產不含化學成分又富含營養的美味食物是有可能的。當中有許多人以這些原則為基礎，創建了非常賺錢的成功企業。從戶外服飾公司Patagonia的老闆伊方·修納到達能食品集團（Danone）的法國執行長范易謀（Emmanuel Faber），再到廚師丹·巴伯（Dan Barber）和食品活動家諾伯特·尼德寇勒（Norbert Niederkofler），這些領導人證明了我們可以在個人和公共領域上奪回我們的健康。儘管他們的背景、職業和動機截然不同，但都抱持著一個共同的基本理念，不偏離健康一體的原則。為了從根本上改變我們的糧食系統，他們已經開始採取許多實際的措施。

革命家

每次我介紹傳奇公司Patagonia的老闆兼創始人伊方·修納是「健康一體」運動的領導者之一時，人們經常問我：「Patagonia不就是昂貴的戶外服飾公司嗎？」

修納很快給出一個簡單的答案：「作為戶外運動愛好者，我看到了一種可以把地球和生活在地球上的生物——包括人類——從我們所發明的有害習慣中拯救出來的方法。Patagonia Provisions（他的一個子公司，專門販賣對動物、員工或環境沒有負面影響的食物）不僅僅是另一家企業。這是關乎人類存亡的問題。」[9]

我第一次見到修納是二〇一八年在懷俄明州傑克遜市舉行的一場演講活動中，修納每年夏秋兩季都住在那裡。我們坐在他舒適、樸素的房子裡，欣賞著白雪覆蓋在提頓山脈上的壯麗景色。修納用精湛的口才簡單明瞭地講述了他的信念。「這顆星球本身是完美的，沒有任何問題，但當然了，我們正在一點一滴破壞它。儘管如此，所有的答案都在大自然之中。我想我一直都相信這一點。」

修納熱衷於利用已經存在於自然界的解決方式，將當前的工業化農業模式轉變為再生有機農業的模式。他在最近的一篇文章中寫道：「再生有機農業的耕作方式不但能生產大量農作物，也能打造更健康的土壤，並且降低和儲存更多的溫室氣體。」「自由放養的水牛恢復了高莖草原的生態，這是地球上最重要的碳儲存系統之一。[10]以繩索養殖的貽貝不僅提供美味的蛋白質，也在清潔它們生長的水域。定點捕撈和選擇性捕撈等漁法，能讓我們把目標放在特定的魚種上，維持數量的平衡，而不會傷害到其他數量較少的魚種。」正如這些例子所說明的，我們愈是捲起袖子深入食物的世界，就愈會發現最好的方法，往往是那些老方法。有機農業的主要目標是去除所有有害的化學成分，「但有了再生有機農業，你就可以種植出更營養、更美味的食物；你在滋養表土，直接從大氣中吸收溫室氣體。」

修納流暢且堅定地講述了他的使命，也就是透過改變種植食物的方式，來開創一種解決人類健康和環境問題的新方法。「我想要成為這種革命的一分子！」

從商業巨頭口中聽到革命這兩個字很是罕見的。但是，修納不是一般的領導者，以他自己的說法，他是一個「被動的商人」。他最受歡迎的書，是《對地球最好的企業Patagonia：一%地球稅*一〇〇%有機棉革命、千方百計用獲利取悅員工、用ESG環保商業力改變世界！》。[11]

我問修納是否曾受邀至哈佛商學院演講，談論他這具革命性且非常成功的商業模式時，他回答：「我確實在哈佛對一群MBA的學生做了一次演講，其中一個事後來找我說：『我真的很喜歡你的演講，我相信你所說的一切，但這與哈佛教給我們的完全相反。』」事實上，修納認為自己比較像是社會主義者，而不是資本家。他自始至終追求的，是在道德上正確且重要的事情，而不是為他的公司帶來最大利潤。

八十歲的修納為了廣泛執行他的使命，在Patagonia公司內部創立了一項計畫。該計畫自一九八五年成立以來，已經捐贈了超過一億美元的資金給許多基層組織和新創公司，希望用一種負責任的、可再生的、有機的方式，打造新的糧食生產方法。在其他的眾多計畫中，修納也支持將長根的多年生小麥草「中間偃麥草」（Thinopyrum intermedium）開發為選擇性育種的穀物品種，商標為Kernza，並且將穀物釀造成幾種精釀啤酒，例如Patagonia長根啤酒（Patagonia Long Root Ale）。他提倡消費以永續、人道的方式所捕獲的鮭魚和野牛肉，也舉辦過許多教育和行銷活動。

透過這些投資，他也參與了全球與他理念相同的個人和公司，成為該生態系統之中重要的一員，以永續的方式成功種植及生產健康的食物。例如，以乳製品和瓶裝水聞名的國際食品公司達能（Danone），其富有遠見的執行長范易謀接下了一個艱鉅的任務，要將一家價值三百億美元、擁有十萬多名員工的跨國食品集團，轉變為所謂的公益公司（public benefit corporation），或叫B型企業（B Corp）。②（Patagonia是二〇一二年十二月第一家註冊此身分的加州公司。[12]）B型企業是美國在二〇〇六年推出的一項永續認證，要求營利公司擁有包括永續性、透明度、社會責任、員工福利、動物福利和法律責任的目標。除其他要求外，公司必須每半年繳交一份問卷，衡量他們對社會和環境的影響，是否達到全面的社會和環境績效標準，最後公開他們的影響力報告。[13]

「身為公司、身為一個產業，我們需要重建社會對我們的信任。」范易謀在一次訪問中說道。「我認為B型企業認證是一種絕佳的方式，向眾人宣告這是所有品牌背後人員的精神。我們不認為這家公司的目的是為了替股東賺錢，而是擁有一個更遠大的目標。」

② 在寫這本書的期間，范易謀被免去了自一九九七年以來擔任達能執行長兼董事長的職務。他不僅擁有魅力超凡的領袖風範，並且成功讓達能成為世界上最大的公益公司，然而這些成就無法阻止激進的股東行使股東權利，結束了他在那裡充滿影響力的領導角色。對達能發動攻擊的避險基金獲得了勝利，他們推動徹底改革以解決他們所謂的「長期業績不佳」。

范易謀鄭重談到達能對土壤、生態和氣候有了更深入的認識後，生產食品的方式已經徹底改變，從化學產品轉向農作物和動物養殖。二〇一九年九月，他宣布成立一個由十九家公司組成的財團，承諾藉由永續農業和減少森林砍伐來保護地球的生物多樣性。[14]

「回顧過去五十年的糧食系統，我們一直在追求規模效應。」他告訴我。「我們一直在尋求簡化和全球化，並專注於一些解決方案。……〔我們〕降低了卡路里的成本，這是肯定的。但現在意想不到的後果是，我們七十%的食物只依賴九種植物、九種品種。這對生態系統來說是巨大的風險，因為過度依賴少數物種，我們知道這些物種將無法適應。」

范易謀遵循EAT-Lancet委員會的建議，同意我們應該少吃肉，並且根據地球未來的健康及人類未來的健康，重新調整飲食。在某些情況下，這意味著少吃乳製品——達能的核心業務，以及減少用糖或完全避而不用，雖說糖也是公司傳統上大量使用的東西。為了解決這些問題，達能已轉向植物性優格和其他發酵食品，並大幅減少公司的用糖量。范易謀也拒絕在食品生產過程中使用基因改造技術，並承諾在二〇一六年成為無基因改造成分的食品公司。即使整個達能集團已經是通過認證的B型企業，范易謀仍沒計畫停下腳步。他對資本主義轉型的願景甚至更為激進：「組織的基本要素之一，就是要有一個比自身更遠大的目標，要為了整個生態系統的利益著想。」

修納和范易謀改變自身公司和世界的動力，靠的是熾熱的雄心壯志，不過有其他領導人靠的是以更接近人群的方式推動這項運動。做為一位充滿願景的廚師身兼《紐約時報》的暢銷書作家丹・巴伯，就理直氣壯地把吃的樂趣作為他行動的核心：「我相信美食相關的運動之所以持續增長，是因為……人類根深柢固的享樂主義。我們可以哀悼美國貧乏的飲食文化，抱怨我們缺少對美食的鑑賞力——但有一件事是我們絕對不會輸給其他國家的，就是貪圖享樂、願意為了享樂全力以赴並多花一點錢的文化。我認為這就是這項運動會繼續存在的原因。」

我在各方面都同意巴伯的觀點，包括以科學的角度。正如我在第六章中說過的，我們吃東西的動機是由兩種相互平衡的生理動力所驅動的，一種是為了提供大腦和身體代謝所需，另一種則像巴伯直覺理解的那樣，是為了享樂。快樂是驅動我們吃東西的一個重要因素。雖然這個主題具有強烈的商業利益——食品公司為了讓消費者一直想吃他們的產品而在裡頭添加香料，製藥業也競相製造一種可以降低食欲的藥丸——但是我們尋求享樂的天性也可以發揮功用，促使我們追求更健康、更美味的食物。

巴伯和邁克爾・馬佐雷克（Michael Mazourek）一起創立Row 7 Seed公司，共同經營，專售有機種子。巴伯使用美味的胡蘿蔔來說明，如果我們想吃到那種健康美味、唇齒留香的餐點，背後所需要的複雜農業過程。「〔那條胡蘿蔔〕必須從公平的種子開始，可能是經過多年或幾代人精心挑選的種子，而且由當地農民種植，從土壤採收後不久就送到你的手上。另外，那塊土地……必須是真正的土壤，而不是水培區，因為靠水培的食物是沒有味道的。所以你必須擁有充滿生命、營養和生物多樣性高的肥沃土壤，因為這就是滋味的來源。此外，土壤不可能在真空中運作，整個農場都必須發揮作用。例如，植物間的授粉順利，鳥類生活得很好，總之就是一些讓環境變得強壯的因素。還有，因為黃酮類化合物和其他多酚對風味至關重要，所以那根胡蘿蔔的營養密度肯定高於平均。這樣，你剛剛嚐到的美味胡蘿蔔不僅美味可口，更是營養滿分。」

巴伯的比喻還沒結束；他才剛剛開始。「我認為這是一根政治胡蘿蔔。那根帶著所有問題的胡蘿蔔成了一面稜鏡，過濾出的光線決定了我們要如何使用這個世界。所以味道其實扮演了很大的角色……讓我們決定該如何看待食物的未來。」

在巴伯紐約州餐廳以東約六千英里的地方，位於義大利北部多洛米蒂山脈的高處，住著另一位志同道合的廚師。二〇二〇年初，我在義大利阿爾卑斯山聖卡夏諾小鎮的羅莎阿爾賓娜飯店，遇到了知名St.Hubertus餐廳的三星主廚諾伯特・尼德寇勒（Norbert Niederkofler）。我與修納一起受邀在由尼德寇勒和他的商業夥伴保羅・法拉帝（Paolo

Ferretti）共同創立的CARE道德廚師日會議上發表演說。這個一年一度的盛會聚集了世界各地的廚師、食物專家及葡萄酒和食品公司的高層，他們有著共同的目標：倡導道德和永續的烹飪方法，善加利用食物原料，重視農民和畜牧業者的辛勤工作，以及廢棄物的回收利用。

我向尼德寇勒坦言，我們五十年前左右曾經見過一次面，當時他是我家鄉巴伐利亞附近一間湖畔高級餐廳的名廚，父親曾帶我們全家人到那裡吃了一頓特別的晚餐。巧的是，我們兩人在周遊世界後，經過了半個世紀又再次相遇，只為了一個共同的理念——尼德寇勒是以美食的角度，我則是以健康的角度出發。

St.Hubertus餐廳成立於一九九六年，最初是比薩飯店的一家小餐廳，尼德寇勒擔任主廚。四年後，餐廳獲得米其林一星的殊榮，這是多洛米蒂山有史以來獲得的第一顆星。「我們的產品從世界各地運送過來——從澳洲到阿拉斯加再到挪威。」尼德寇勒回憶道。「這家餐廳以海鮮聞名，所以我們每個禮拜都會空運一百五十公斤的新鮮海魚。」這家餐廳在二〇〇七年獲得第二顆米其林星的時候，他說：「我漸漸意識到，為那些遠從世界各地來到山上的客人提供他們在紐約和洛杉磯、東京和澳洲等地就能吃到的食物，已經沒有意義了。」

尼德寇勒開始他所謂的「煮山」（cooking the mountain），從附近採購所有食材。「很多記者甚至米其林機構的官員都警告我，如果我再這樣下去，會失去我的第二顆星。但我知道我不能像過去一樣，繼續對世界和環境漠不關心。我和霍皮印第安人一起生活時學到的所有智慧都告訴我，這絕對是錯誤的方式。」

尼德寇勒的新菜色隨著多洛米蒂山的四季而改變，並根據當地農民數百年的文化傳統來準備。他的方法深深扎根於對環境的尊重和對社交互動的重視。事實上，尼德寇勒已經建立了一個由大約五十位農民所組成的本地供應鏈。他會去他們的農地上拜訪他們。「你把文化保留下來後，就會明白他們過去為什麼這樣做……如此一來，你就可以講出一些真的很棒又真誠的故事。」無論是寫在菜單上，或與客人聊天的時候。烹飪時，尼德寇勒放棄了橄欖或柑橘類水果，因為這些作物在多洛米蒂山的高海拔地區無法生長。他的菜單印在由蘋果渣製成的紙上。他從不使用溫室種植的蔬菜，並且避免留下任何浪費。[15]「大自然一年四季都能為你提供身心靈需要的顏色。」尼德寇勒說。「大自然為我們決定『我們的菜單』。因為時機成熟時，它就會為我們提供產品。」

二〇一七年，St.Hubertus餐廳得到了第三顆米其林星星。

很明顯的，改變糧食系統的發展軌跡，不僅能減緩或逆轉氣候變遷，甚至能改變我們照顧健康的方式。想要達成這個改變是一項艱鉅的任務，需要各行各業的齊心努力——包括消費者、病患、科學家、企業主、食品產業老闆和政治家。賭注從未如此之高，任務也從未如此緊迫。我們必須同時面對公共衛生危機、未來必定再次出現的流行疾病、嚴峻的氣候變遷問題，以及上述這些問題對全球數十億人口的破壞性影響。除非我們每一個人的思考模式都能產生根本的改變，否則這些努力都將付諸流水。

我們在超市選購食物的時候，必須考慮到食物的生產方式和產地，生產過程中對農場工人、環境和氣候的影響，對我們的腸道菌相，以及最終對我們的身體和大腦是否有益。我們必須更全面地去理解存在於各個層面的複雜生命網絡——從腸道和土壤中的微生物網絡，到腸腦菌網絡，最終到整個地球網絡。如果覺得全世界都變成健康的糧食系統看似遙不可及，請記住，在這樣聯手努力之下，我們有可能在不依賴相關製藥工業的情況下活到八、九十歲，還能維護與我們脣齒相依的地球那更龐大的生態系統。

第10章 健康飲食的新法則

本書詳述了以植物為主的飲食對健康的諸多好處後，我打算利用最後這一章節實際運用這些知識，在廚房付諸實踐。

基本上，只要我們關注那些對腸道和腸道菌叢的健康有益的必要營養素，就等於提供身體足夠且優質的巨量營養素和微量營養素。我們用各式各樣富含植物纖維和多酚的食物餵養我們的腸道菌時，就不必擔心身體是否攝取足夠的蛋白質、維生素和礦物質。同時，只要專注於吃進對腸道有益的食物，往往也比較不容易吃到不健康的食物和過多的卡路里。

這一章，你能為一天三餐找到各種各樣的食譜。有些比較複雜；有些則可以快速完成，例如一碗搞定的餐點和綠拿鐵。每份食譜我都會附上一張圖表，然後根據營養標準分等。但我用的標準可能跟我們習慣在食譜或食品標籤上看到的不一樣。我以一人份的量為單位，根據每道菜當中腸道菌可利用碳水化合物（MACs或膳食纖維）、多酚、omega-3

脂肪酸（均以克為單位）和卡路里的含量，給出一個健康食物指數（HFI）的得分。健康食物指數分數的計算方式如下：

〔腸道菌可利用碳水化合物MACs＋多酚+omega-3脂肪酸〕×100÷〔卡路里＋可吸收碳水化合物（總碳水化合物-腸道菌可利用碳水化合物MACs）〕。

在我的網站emeranmayer.com上，可以找到每道菜詳細的多酚含量，以及包含了總脂肪、蛋白質和總碳水化合物的巨量營養素清單。以一份標準的起司漢堡、薯條和可樂的午餐為例，其健康食物指數為0.62，與一份上等肋排配烤馬鈴薯的分數差不多（0.73）。但把本章第一份食譜的健康食物指數與此進行比較，蘑菇野米飯為2.74，摩洛哥扁豆鷹嘴豆燉菜為3.04。別忘了，以植物為主的飲食對健康的益處，不僅取決於植物性食物的攝取總量，也取決於其種類多寡。攝取的植物種類愈多，腸道菌的多樣性和豐富度就愈高。有關這些食譜營養成分的其他詳細資訊，請上我的網站：emranmayer.com。

一旦明白我們可以量化飲食對健康的效應，你就可以把這些食譜客製成適合自己的口味，甚至被啟發去創造新的食譜。舉例來說，除了全麥麵食之外，還有許多類型的非小麥麵食，不但纖維含量高、升糖指數低，而且可以永續生產。同樣的，如鯖魚、沙丁魚或鳳尾魚等小型魚種，可以替代在海洋食物鏈上比較高等的魚種，或者你可以選擇可持續捕撈的野生鮭魚。

本書中的一些食譜由NeuroTrition公司的執行長兼創始人奧沙・馬札（Orsha Magyar）、安妮・古普塔博士（Annie Gupta）和AJ主廚提供，還有一些食譜是從公開可用的食譜中選擇和修改的，包括Patagonia Provisions網站。這些來源在每份食譜的最下方和資訊頁面上均有說明。

我也提供了一些可供參考的菜單來幫忙指導你，但我意識到更改為限時進食飲食法可能會帶來挑戰，可能需要改變一些根深柢固的習慣。我與許多成功把進食時間限制在八小時內的人討論後，再加上我的個人經驗，發現避免在晚上八點或九點之後進食，並且將隔天的第一餐延到中午或下午似乎是最簡單的做法。如果你喜歡在六點吃晚飯，然後在第二天早上十點吃早午餐，那也沒關係。重要的是讓限時進食法配合你的生活和行程需要。不過，一般來說，你一天會吃到兩餐。如果有需要，你可以在兩餐之間吃一些健康的零食，例如蔬菜水果或高纖營養棒。對許多人而言，採取這種進食法的最大挑戰，是放棄在晚餐後吃零食和喝飲料。為了可以長期執行，同時讓自己休息，能出外社交，與親朋好友一起享用美食，我建議你在完成第一個月的限時進食法後，在六、日恢復正常的飲食習慣。

千萬要記得，切換到這種飲食方式，並不只是為了在短時間內戰勝體重過重和肥胖症，而後又被另一個流行的飲食法取代。西方飲食不僅讓我們發胖，也是導致整個公共衛生危機的根源之一。這種飲食真正的問題不是體重增加，而是代謝失調所引發的長期後果，包括心血管疾病、癌症、認知能力下降，以及喪失對傳染病的抵抗力。為了努力回到最好的健康狀態，需要從根本上改變生活方式，因為我們已經知道我們的身體、腸道、植物和環境的健康，都是一個巨大網絡中的節點，而這個網絡有賴於體內和外在微生物世界的完整性。為了修復這個全球網絡，我們必須終生致力做出更健康的選擇。

食譜

主　餐*

蘑菇佐野米

健康食物指數	卡路里	MACs※	多酚	Omega-3 脂肪酸 / 總脂肪
2.78	427	6.7g	2.477g	0.188

※MACs 表示腸道菌可利用碳水化合物　（每份營養值）

四人份

- 1 1/2 杯野米
- 2 湯匙特級初榨橄欖油
- 1 根中型韭蔥，橫切後切成細末
- 1 顆黃洋蔥，切片
- 鹽和胡椒適量
- 1 茶匙薑黃
- 1 茶匙百里香
- 2 杯切碎蘑菇（香菇、羊肚菌或波特菇）
- 3/4 杯核桃，烤熟後壓成小塊
- 2 茶匙酸豆（可省略）

>> 按照包裝上的說明烹煮野米。
>> 在平底鍋中，用中火加熱橄欖油，將韭蔥和洋蔥炒至軟嫩，大約 7-8 分鐘。加入鹽、胡椒、薑黃和百里香。
>> 香料出現香味後，在平底鍋加入蘑菇煮 4-5 分鐘，直到出水變軟。
>> 加入核桃，繼續用小火再煮 2-3 分鐘。
>> 拌入煮熟的米飯，依據喜好加入酸豆，繼續煮幾分鐘，讓味道融合。從火上移開即可食用。

由米諾・邁耶提供

* 卡路里、MACs、多酚和 omega-3 皆以每份營養量標示。

摩洛哥扁豆和鷹嘴豆燉菜佐蜜核桃和奇亞籽

健康食物指數	卡路里	MACs	多酚	Omega-3 脂肪酸 / 總脂肪
3.04	547	17	0.117	0.19

（每份營養值）

四到六人份

- 2 湯匙特級初榨橄欖油
- 1 顆洋蔥，切丁
- 4 瓣大蒜切碎
- 2 茶匙肉桂粉
- 1 湯匙孜然粉
- 1/2 茶匙紅辣椒片
- 1 茶匙香菜切碎
- 1/2 茶匙丁香，磨碎
- 2 茶匙乾薑，磨碎
- 1 1/2 茶匙海鹽
- 1/4 茶匙黑胡椒
- 5 杯白花椰菜，切成一口大小
- 7 杯菠菜
- 3/4 杯無添加亞硫酸鹽的杏桃乾，切丁
- 28 盎司罐裝番茄丁
- 4 杯低鈉蔬菜高湯或水
- 1 杯綠扁豆
- 18 盎司鷹嘴豆罐頭，瀝乾洗淨

可選配菜：切碎的香菜或其他富含多酚的香料，如巴西利

>> 在一個大燉鍋中倒入橄欖油，以中火加熱。

>> 加入洋蔥和大蒜，煮 3-4 分鐘，直到洋蔥呈半透明狀。

>> 加入肉桂、孜然、紅辣椒片、香菜、丁香、乾薑、鹽和黑胡椒，繼續煮 3 分鐘。然後加入白花椰菜、菠菜、杏桃乾、番茄丁、蔬菜高湯和綠扁豆。

>> 轉文火煮 45 分鐘左右，直到綠扁豆變軟但仍有口感。

>> 加入鷹嘴豆，再煮 5 分鐘。將燉菜舀入碗中，撒上蜜核桃和奇亞籽裝飾（見下一頁）。如有需要，可加入香菜。

由 NeuroTrition 公司提供

蜜核桃和奇亞籽裝飾配菜

健康食物指數	卡路里	MACs	多酚	Omega-3 脂肪酸 / 總脂肪
3.26	281	3	0.047	0.24

（每份營養值）

四到六人份

- 1 湯匙特級初榨橄欖油
- 1 1/4 杯生核桃片
- 1/2 茶匙乾薑
- 1/2 茶匙錫蘭肉桂，磨碎
- 1 1/2 湯匙純楓糖漿
- 1/2 湯匙奇亞籽
- 磨碎一小撮海鹽

>> 把橄欖油倒入中型或大型平底鍋，用中火加熱。加入核桃、乾薑和肉桂，攪拌均勻。

>> 在核桃上淋上楓糖漿，再撒上奇亞籽和海鹽。在爐火上加熱 5 分鐘，不時攪拌以防止燒焦。

>> 取出平底鍋中的核桃，放在烤盤或玻璃烤盤上冷卻 5 分鐘。冷卻後，將黏在一起的核桃剝開。

由 NeuroTrition 公司提供

烤鱸魚佐白花椰菜香料飯

健康食物指數	卡路里	MACs	多酚	Omega-3 脂肪酸 / 總脂肪
1.62	378	5.3	0.08	0.03

（每份營養值）

四人份

白花椰菜香料飯：

- 1 湯匙橄欖油
- 1/4 杯紅洋蔥，切碎
- 2 茶匙蒜末
- 1 茶匙黑種草籽（black nigella seeds）或孜然
- 1/3 杯胡蘿蔔，切丁
- 3 杯新鮮白花椰菜，切碎
- 1/3 杯低鈉蔬菜高湯
- 1/2 杯罐裝朝鮮薊芯，切四等份
- 1 杯羽衣甘藍，去莖，切成一口大小
- 1/4 杯生杏仁，切碎
- 1/4 杯新鮮椰子片
- 2 湯匙新鮮香草（細香蔥、百里香、巴西利……），切碎
- 海鹽和胡椒適量

醬汁：

- 1 茶匙椰子油
- 1 茶匙切碎的新鮮生薑和薑黃
- 1/4 茶匙辣椒片
- 1/2 杯切片李子
- 1 茶匙醬油
- 1/2 杯無糖椰子優格替代品
- 海鹽和胡椒粉調味

魚：

- 4 條 5 盎司鱸魚
- 海鹽和胡椒調味
- 2 茶匙特級初榨橄欖油

可選配菜：大麻籽、青花菜芽（broccoli sprouts）

>> 把油倒入一個中型平底鍋，用中火加熱。加入洋蔥、大蒜和黑種草籽，炒 5 分鐘，直到炒出香味。

>> 加入胡蘿蔔，把火調小，然後煮 5 分鐘，把胡蘿蔔煮軟。

>> 加入切碎的白花椰菜，炒 5 分鐘，再倒入蔬菜高湯，燉煮 5 分鐘，直到高湯變少，蔬菜變軟。放置一旁，開始準備魚和醬汁。
>> 製作醬汁，將椰子油放入小鍋中加熱至融化，加入生薑、薑黃和辣椒片，煮至散發香氣。加入切好的李子和日式醬油，煮大約 3-5 分鐘，讓李子釋放汁液。
>> 加入椰子優格攪拌，用適量的鹽和新鮮胡椒調味。蓋上蓋子放到一邊。
>> 用鹽和胡椒調味魚片，在煎鍋中倒油加熱，直到表面開始閃爍。
>> 將魚輕輕放入鍋中，中火煎 8 分鐘，然後翻面繼續煎 8 分鐘（或煎到魚變硬，一碰就離開鍋面）。
>> 最後，將花椰菜飯重新加熱，加入朝鮮薊、羽衣甘藍、杏仁和椰子片。煮至羽衣甘藍軟化。
>> 加入新鮮香草，用適量的鹽和胡椒調味。
>> 裝盤時，將白花椰香料飯盛入盤中，上面放上鱸魚，最後把醬汁淋到魚上。如果使用大麻籽和綠花椰菜芽，上菜前撒在醬汁上點綴。

由 NeuroTrition 公司提供

新式牧羊人派

健康食物指數	卡路里	MACs	多酚	Omega-3 脂肪酸 / 總脂肪
2.75	341	10	0.088	0.006

（每份營養值）

四人份

- 2 個亞洲地瓜
- 1 湯匙特級初榨橄欖油
- 1 茶匙新鮮生薑，磨碎
- 1 茶匙蒜末
- 1/2 杯紅洋蔥（1/2 大洋蔥），切碎
- 1/2 杯胡蘿蔔（1 條中等胡蘿蔔），切丁
- 1 杯胡桃南瓜，切丁
- 1/2 杯蘑菇，切四等份
- 1/2 茶匙韓國辣椒片
- 1 湯匙鷹嘴豆味噌醬
- 1 1/2 茶匙韓國辣椒醬
- 1 杯低鈉蔬菜高湯
- 1 杯切碎大白菜
- 1 杯日本茄子，切丁
- 1/2 杯素泡菜，切成一口大小
- 1/2 杯生核桃塊
- 1 杯煮熟扁豆
- 3 顆青江菜，縱向切成四等份（如果較大則為六等份）
- 1 個蔥，切成 1 英寸長
- 4 茶匙醬油，分開使用
- 1/2 茶匙生薑
- 1/4 茶匙芝麻油
- 1 茶匙芝麻

可選配菜：黑芝麻、大麻籽、切碎的細香蔥

>> 將烤箱預熱至攝氏 180 度（350°F），地瓜切塊，烤 1 小時直至變軟，並趁這時候做牧羊人派的餡料。

>> 倒油至鍋中，以中火加熱，炒香薑、大蒜和洋蔥。

>> 加入胡蘿蔔、南瓜和蘑菇，翻炒 5 分鐘。

>> 加入辣椒片、味噌醬和辣椒醬。煮 5 分鐘，等香味飄出。

>> 倒入蔬菜高湯，燉 10 分鐘，直到蔬菜開始變軟。

>> 加入大白菜和茄子，繼續煮至變軟。

>> 把火調小，加入泡菜、核桃、煮熟的扁豆、青江菜和蔥，燉 10 分鐘直到變軟。
>> 用 2 茶匙醬油調味（或根據你的口味自行調整）。
>> 把燉菜分盛至四個容量 285 克（10 盎司）的耐熱砂鍋，接著放到一旁準備地瓜。
>> 去掉地瓜皮，用叉子搗碎，然後用剩下的醬油、薑、芝麻油和芝麻調味。
>> 將調味過後的地瓜均勻分配到燉菜上，然後放回烤箱烘烤 10 分鐘，將所有東西加熱。撒上黑芝麻、大麻籽和細香蔥裝飾。

由 NeuroTrition 公司提供

義大利麵料理

沙丁魚義大利麵

健康食物指數	卡路里	MACs	多酚	Omega-3 脂肪酸 / 總脂肪
3.72	458	16	0.135	0.06

（每份營養值）

四人份

- 8 盎司毛豆義大利麵
- 3 湯匙特級初榨橄欖油
- 1 顆大洋蔥，切碎
- 1 個茴香球莖，切碎
- 1 湯匙辣椒粉
- 1 湯匙茴香籽
- 8 盎司沙丁魚，去骨去皮
- 2 杯番茄丁
- 6 盎司白葡萄酒
- 1/2 杯水
- 1 湯匙百里香
- 鹽和胡椒適量
- 2 湯匙細香蔥，切碎

>> 按照指示煮義大利麵，瀝乾水分，靜置一旁。
>> 在一個大型平底鍋中倒入橄欖油，以中火加熱。
>> 加入洋蔥、茴香、辣椒粉和茴香籽，煮 5 分鐘左右，直到洋蔥縮水。
>> 加入一半沙丁魚，均勻攪拌。
>> 然後加入番茄，
>> 最後加入葡萄酒和 1/2 杯水。
>> 撒上百里香、鹽和胡椒，然後攪拌。
>> 加入剩下的沙丁魚，用小火燉 7-8 分鐘，直到大多數的水分蒸發變少。
>> 把煮熟的義大利麵和醬汁一起放到鍋裡，輕輕攪拌均勻。撒上細香蔥即可食用。

改編自傑米．奧利佛的《來吃義大利：傑米奧利佛的美食出走》

白花椰菜白醬拌義大利寬麵（搭配自製腰果起司）

健康食物指數	卡路里	MACs	多酚	Omega-3 脂肪酸 / 總脂肪
2.06	478	10.7	0.03	0.004

（每份營養值）

四人份

- 8 盎司全麥義大利寬麵或義大利扁麵條（如需要，可選擇無麩質）
- 4 杯蒸熟的白花椰菜
- 1 整粒蒜瓣
- 1 茶匙洋蔥粉
- 1/2 茶匙海鹽
- 胡椒粉適量
- 1 杯自製腰果起司（見下一頁），或商店購買
- 1/2 杯植物奶
- 3 湯匙特級初榨橄欖油
- 1 杯冷凍豌豆

可選配菜：新鮮巴西利、生大麻籽、新鮮胡椒

>> 燒開一大鍋水，按照包裝上的說明煮義大利麵，煮到仍有嚼勁即可。

>> 趁著煮義大利麵的時候，開始製作白醬。將白花椰菜、大蒜、洋蔥粉、海鹽和胡椒粉、腰果起司、植物奶和 2 湯匙橄欖油在攪拌機中混合。高速攪拌直到變得光滑細緻。如有需要，再斟酌調味。

>> 白醬完成後，在中型平底鍋加入 1 湯匙橄欖油，以中火加熱。加入豌豆，煮 3-5 分鐘。

>> 將白花椰菜白醬加入豌豆中，再把麵條倒入醬汁中拌勻即刻享用。

>> 如有需要，用切碎的巴西利、大麻籽和新鮮胡椒裝飾。

自製腰果起司

製作 8 盎司

- 1 杯生無鹽腰果
- 1/4 杯過濾室溫水
- 2 杯開水
- 1 粒益生菌膠囊

>> 把腰果放在一個玻璃碗中，用開水完全覆蓋。浸泡 2 小時，然後瀝乾洗淨。

>> 把腰果倒入攪拌機，以高速攪拌至順滑，每次加入約 1 湯匙室溫過濾水，以幫助達到柔順的稠度。

>> 打開益生菌膠囊，將內容物撒入腰果醬，再次攪拌均勻。

>> 移到玻璃碗中，用毛巾蓋住，然後放入烤箱，亮燈放置一夜。

>> 注意：這種腰果起司放在密閉容器中可以冷藏保存一個月。

由 NeuroTrition 公司提供

海鮮義大利麵

健康食物指數	卡路里	MACs	多酚	Omega-3 脂肪酸 / 總脂肪
2.63	354.5	8.7	0.017	0.062

（每份營養值）

四人份

- 8 盎司全麥義大利麵
- 2 湯匙特級初榨橄欖油
- 2 杯韭蔥（僅留淺綠色和白色部分），切碎
- 2 個中等大小的甜椒，洗淨並切成小片或方塊
- 2 瓣大蒜，切碎
- 1 1/2 杯櫻桃番茄，切半
- 2 湯匙切碎的香草，如香菜、百里香和細香蔥
- 2 湯匙酸豆，沖洗瀝乾
- 1 顆檸檬，去皮
- 1 罐煙燻貽貝
- 3 盎司野生燻鮭魚，切成小塊（去皮，瀝乾）
- 鹽和現磨胡椒粉

>> 在一個大型平底鍋中把水燒開，按照包裝說明煮義大利麵。瀝乾後靜置一旁。

>> 取一個大的煎鍋，倒入 2 湯匙橄欖油，用中火加熱。

>> 加入切碎的韭蔥、甜椒和少許鹽，煮 3-4 分鐘。

>> 加入蒜末，繼續用中火炒 2 分鐘左右。

>> 加入番茄和香草，煮 3-4 分鐘直到番茄變軟。

>> 加入酸豆和檸檬皮。

>> 把煮熟的義大利麵加入鍋中，輕輕攪拌均勻。

>> 把貽貝（連同汁液）和鮭魚加入義大利麵中。

>> 繼續煮幾分鐘。

>> 依照喜好調味後，盡情享用。

由米諾 · 邁耶提供

蘑菇義大利麵

健康食物指數	卡路里	MACs	多酚	Omega-3 脂肪酸 / 總脂肪
2.18	268	5.9	0.07	0.013

（每份營養值）

四人份

- 1 顆中等大小金線瓜（spaghetti squash）
- 2 湯匙特級初榨橄欖油
- 1 個中等大小的黃洋蔥，切片
- 1 個小型韭蔥，切薄片（僅留白色和淺綠色部分）
- 1 湯匙生薑
- 1/2 茶匙丁香
- 1 茶匙檸檬胡椒調味
- 1 茶匙辣椒粉（可省略）
- 1 1/2 杯蘑菇，切片
- 1 1/2 杯新鮮番茄，切片
- 2 杯綠花椰菜，切成小塊
- 1/2 杯烤南瓜子
- 鹽和胡椒適量

>> 把金線瓜切半去籽，用廚房紙巾分別包起來。
>> 將兩半放入微波爐，微波 8 分鐘左右。
>> 完成後，在微波爐放置 5 分鐘，等冷卻後再取出。
趁著金線瓜在微波爐裡微波的時候：
>> 在平底鍋倒入橄欖油，以中火加熱，加入洋蔥和韭蔥。
>> 拌炒 5-7 分鐘左右，直到洋蔥呈半透明狀。
>> 加入香料（生薑、丁香、檸檬胡椒、辣椒粉）直到飄出香味。
>> 加入蘑菇炒至軟嫩，約 3 分鐘。
>> 加入番茄和綠花椰菜，以中小火煮 5-6 分鐘，直到綠花椰菜變軟。
>> 用叉子把金線瓜加入蔬菜堆中，輕輕拌在一起。
>> 加入適量的鹽和胡椒。
>> 最後在上面撒上烤南瓜子即可食用。

由米諾 · 邁耶提供

核桃混杜卡香料鮭魚佐檸檬羽衣甘藍

健康食物指數	卡路里	MACs	多酚	Omega-3 脂肪酸 / 總脂肪
3.5	264	2.8	0.04	0.32

（每份營養值）

四人份

- 1/4 杯生核桃片
- 1/4 茶匙香菜粉
- 1/2 茶匙胡椒和 1/2 茶匙海鹽
- 3 湯匙芝麻
- 2 茶匙孜然
- 1 茶匙茴香籽
- 4 片 6 盎司的野生鮭魚片

>> 將烤箱預熱至攝氏 180 度（350°F），並在烤盤上鋪上烘焙紙。

>> 要製作杜卡香料（dukkah），請將鮭魚以外的所有食材加入食物調理機或攪拌機中。攪拌到核桃變成碎塊為止。

>> 取一個中小型煎鍋，用中火加熱。將杜卡香料乾煎 3-5 分鐘，或直到散發出堅果香氣。若未立即使用，先從煎鍋倒上耐熱盤靜置。

>> 鮭魚皮朝下，放在準備好的烤盤上。將核桃杜卡香料均勻鋪在鮭魚片上，輕輕按壓在鮭魚肉上黏牢。

>> 入烤箱烘烤 15-20 分鐘，或直到用叉子拉動時魚肉輕鬆剝落。

>> 與檸檬羽衣甘藍（見下一頁）一起享用。

檸檬羽衣甘藍

四人份

- 2 湯匙特級初榨橄欖油
- 4–5 瓣大蒜，切碎
- 2 大束羽衣甘藍，去莖，大致切碎
- 1/4 茶匙黑胡椒
- 1/4 茶匙海鹽
- 2 湯匙檸檬汁

>> 把油倒入一個大煎鍋或大燉鍋中，用中火加熱。加入大蒜，炒 1 分鐘。

>> 加入羽衣甘藍、胡椒、海鹽和檸檬汁，炒 3-4 分鐘，直到羽衣甘藍變軟呈亮綠色。如有需要，用鹽、胡椒和額外的檸檬汁斟酌調味。立刻享用。

由 NeuroTrition 公司提供

墨西哥捲餅碗佐香菜優格醬

健康食物指數	卡路里	MACs	多酚	Omega-3脂肪酸 / 總脂肪
3.02	500	16.4	0.167	0.03

（每份營養值）

四人份

墨西哥捲餅碗：
- 1 杯糙米
- 2 湯匙酪梨油
- 1 顆白洋蔥，切成小丁
- 4 瓣大蒜，切碎
- 1 湯匙孜然粉
- 1/4–1/2 茶匙辣椒片
- 28 盎司罐裝番茄丁
- 1 杯有機冷凍玉米
- 2 杯煮熟的黑豆
- 1 顆萊姆，榨汁
- 1 茶匙海鹽
- 胡椒粉適量
- 4 杯苦味蔬菜，例如芝麻菜、菠菜或輕輕搓揉過的羽衣甘藍

香菜優格醬：
- 7 盎司椰子優格
- 1/2 束香菜或巴西利
- 1 小撮海鹽
- 新鮮墨西哥辣椒（可省略）

裝飾配菜：
- 1 根墨西哥辣椒，切成薄片
- 2 顆酪梨，切片

>> 按照包裝上的說明煮糙米（通常需要 35 分鐘）。

>> 取一個大煎鍋倒入酪梨油，以中火加熱。加入洋蔥，煮 5 分鐘，然後加入大蒜、孜然和辣椒片，繼續煮 3 分鐘。

>> 加入罐裝番茄、玉米、黑豆、萊姆汁、鹽和胡椒粉。煮至大部分的番茄汁蒸發為止（5-10 分鐘）。

>> 趁豆子等食材在煮的時候，做香菜優格醬：在攪拌機中混合椰子優格、香菜和 1 小撮鹽（有使用墨西哥辣椒的話也請加入），高速攪拌至光滑。

>> 食用時，將米飯與混合豆子和玉米等煮物及新鮮的苦味蔬菜一起放入碗中，用切片酪梨和墨西哥辣椒片裝飾，最後淋上醬料。

由 NeuroTrition 公司開發

菠菜起司義大利烘蛋

健康食物指數	卡路里	MACs	多酚	Omega-3 脂肪酸 / 總脂肪
1.6	310	4.3	0.03	0.03

（每份營養值）

四人份

- 3 湯匙特級初榨橄欖油
- 1 根韭蔥，僅取白色和淺綠色部分，縱向減半，洗淨，然後切薄片
- 1 顆中等洋蔥，切薄片
- 2 杯番茄，切片
- 3/4 茶匙海鹽
- 現磨胡椒粉
- 1/2 茶匙薑黃
- 1 湯匙磨碎的新鮮生薑
- 2 杯嫩菠菜，大致切碎
- 4 個大雞蛋，打散
- 3 盎司山羊起司

裝飾配菜：

- 1 顆酪梨，切薄片
- 1/4 杯切碎的新鮮蒔蘿
- 3 茶匙切碎的細香蔥
- 1/2 顆的檸檬皮

>> 把油倒入一個 10 英寸的煎鍋中，以中火加熱。
>> 加入韭蔥和洋蔥，炒至柔軟半透明，大約 5 分鐘。
>> 加入番茄、鹽、胡椒粉、薑黃和生薑，再煮 4 分鐘。
>> 加入菠菜，攪拌至葉子變軟爛。
>> 加入蛋液，接著等待大約 1 分鐘後，調到中小火。
>> 把山羊起司加入烘蛋中，煮至雞蛋凝固，約 5-6 分鐘。
>> 把烘蛋移到盤子上，在上面放上切片酪梨、蒔蘿、細香蔥和檸檬皮。

由米諾・邁耶提供

炸雞佐蔬菜

健康食物指數	卡路里	MACs	多酚	Omega-3 脂肪酸 / 總脂肪
1.80	299	5	0.012	0.039

（每份營養值）

四人份

- 2 湯匙特級初榨橄欖油
- 鹽和胡椒粉
- 1/2 茶匙丁香
- 3/4 杯麵包粉
- 4 片有機放養雞排（薄雞胸肉）
- 1 顆洋蔥，切片
- 2 根青蔥，切片
- 4 瓣大蒜，切碎
- 3 杯綠花椰菜，切小株
- 3 杯白花椰菜，切小株
- 1/2 杯雞高湯或水
- 2 茶匙乾奧勒岡
- 2 茶匙新鮮百里香
- 1 顆檸檬汁
- 新鮮切碎的香菜做裝飾

>> 在平底鍋中以中高溫加熱橄欖油。油炸雞肉前，確保油已燒熱。

>> 在麵包粉中加入約 1/2 茶匙的鹽、1/2 茶匙的胡椒粉和丁香，均勻攪拌。

>> 把每片雞排放入麵包粉混合物中裹勻，然後在煎鍋中每邊煎 2 分鐘左右，直到變成漂亮的金黃色。

>> 從煎鍋中取出雞肉，放在盤子上。

>> 在平底鍋倒入少許橄欖油，以中火加熱。

>> 炒洋蔥和青蔥約 3-4 分鐘。

>> 把大蒜加入煎鍋中，炒一分鐘。

>> 加入切成小塊的綠花椰菜和白花椰菜，以及雞高湯或水。

>> 撒上鹽和胡椒粉。

>> 把雞排放在蔬菜堆上。

>> 在檸檬汁中加入奧勒岡和百里香，淋在雞肉上。

>> 煮 5-7 分鐘，直到雞肉溫度上升至攝氏 70 度（160°F）左右。

>> 加入香菜作裝飾。

由米諾・邁耶提供

花椰菜鷹嘴豆佐北非小米

健康食物指數	卡路里	MACs	多酚	Omega-3 脂肪酸 / 總脂肪
1.95	487	10.5	0.06	0.02

（每份營養值）

四人份

- 3 湯匙特級初榨橄欖油
- 1 顆中等黃洋蔥，切碎
- 黃甜椒和紅甜椒各 1 個，去籽，去莖，切成中等大小的方塊
- 3 杯切小株的白花椰菜
- 1/2 茶匙的孜然粉、薑黃粉和乾百里香
- 1 湯匙新鮮生薑
- 2 茶匙肉桂粉（或一兩撮你最喜歡的紅辣椒片）
- 2 杯新鮮番茄，切片（或淡味莎莎醬）
- 1/2 杯水或高湯
- 1 罐有機鷹嘴豆
- 3 湯匙檸檬汁
- 1/2 杯香菜或巴西利
- 1 1/2 杯生的北非小米
- 鹽和胡椒粉

>> 在一個大鍋中倒入 2 湯匙油，以中火加熱。

>> 加入洋蔥，拌炒大約 5 分鐘，直到洋蔥變軟呈金黃色。

>> 加入甜椒、白花椰菜、辛香料和新鮮番茄，繼續炒 3 分鐘左右。

>> 加入 1/2 杯水或高湯。

>> 以中火煮 7-8 分鐘。

>> 加入鷹嘴豆，連同罐頭內的汁液。

>> 調低火侯，繼續燉 5 分鐘，直到花椰菜變軟但仍有點脆口。

>> 加入檸檬汁和大部分的香菜或巴西利（剩下的留作裝飾）。

趁著鷹嘴豆燉菜在煮的時候：

>> 把北非小米放進一個中型耐熱的碗裡。

>> 加入 1 湯匙油、1/2 茶匙粗鹽和少許黑胡椒粉。

>> 一邊攪拌，一邊陸續加入 1 1/2 杯開水。

>> 蓋上蓋子，靜置 8-10 分鐘。

>> 用叉子撥鬆。

>> 將北非小米舀入碗中，放上蔬菜，最後撒上香菜或巴西利裝飾。

由米諾 · 邁耶提供

菠菜燴起司

健康食物指數	卡路里	MACs	多酚	Omega-3 脂肪酸 / 總脂肪
1.04	550	3.3	0.1	0.05

（每份營養值）

四人份

- 1 磅菠菜，切碎
- 2 茶匙乾葫蘆巴（fenugreek）
- 4 湯匙酥油（如果沒有，使用特級初榨橄欖油）
- 12 盎司印度淡味起司（paneer），切成 1/2 英寸小塊
- 1 顆黃洋蔥，切碎
- 2 瓣大蒜，切碎
- 1 茶匙新鮮生薑，切碎
- 2 茶匙孜然
- 2 茶匙印度綜合香料（garam masala）
- 1/2 茶匙薑黃
- 1/4 茶匙辣椒粉
- 1/4 茶匙海鹽
- 1 1/2 杯椰奶

>> 將菠菜和葫蘆巴加入沸水煮 2-3 分鐘。

>> 瀝乾，在切碎菠菜前盡可能擠乾水分。

>> 酥油加入鍋中，將起司塊煎至微棕色，然後從鍋中取出。

>> 將洋蔥、大蒜和生薑加入酥油中，用中火拌煮，直到變乾呈半透明狀。

>> 加入菠菜、孜然、印度綜合香料、薑黃、辣椒粉、海鹽和椰奶（或奶油），以及微焦的起司。

>> 不蓋蓋子煮 10-15 分鐘，或直到椰奶 / 奶油煮乾，形成濃稠的綠色菠菜醬。

由阿帕娜 · 古普塔博士（Arpana Gupta）提供

超級沙拉碗

活力碗

健康食物指數	卡路里	MACs	多酚	Omega-3 脂肪酸 / 總脂肪
3.8	199	5.43	0.39	0.31

（每份營養值）

一人份

- 2 湯匙鋼切燕麥
- 1 茶匙亞麻籽
- 1 茶匙無鹽烤葵花籽
- 1 茶匙奇亞籽
- 1 茶匙生大麻籽
- 1 茶匙南瓜籽
- 1/4 杯無過濾蘋果汁
- 1/2 杯植物奶
- 2 盎司季節性莓果（藍莓、草莓、覆盆子、黑莓）

>> 取一個中型碗，混合燕麥和種子。倒入無過濾蘋果汁和植物奶，然後充分攪拌。放上莓果，盡情享用。

由米諾・邁耶提供

熱帶碗

健康食物指數	卡路里	MACs	多酚	Omega-3 脂肪酸／總脂肪
3.34	300.8	6.9	1.28	0.42

（每份營養值）

一人份

- 1 茶匙巴西莓粉
- 1 茶匙枸杞乾
- 1 茶匙新鮮或乾燥的印加漿果（燈籠果）
- 1 個新鮮椰棗，切成小塊
- 1 茶匙奇亞籽
- 1 茶匙可可粉
- 1 茶匙生大麻籽
- 1/2 杯無糖植物奶或發酵牛奶
- 1/4 杯無過濾的無糖蘋果汁
- 1 個新鮮無花果，切片
- 1 片新鮮鳳梨，切成小塊
- 1 片新鮮芒果，切成小塊

>> 取一個中型碗，加入前面七種食材。倒入植物奶和無過濾蘋果汁，然後充分攪拌。再放上水果，盡情享用。

由米諾・邁耶提供

纖維碗

健康食物指數	卡路里	MACs	多酚	Omega-3 脂肪酸 / 總脂肪
4.0	330.75	9.13	0.75	0.47

（每份營養值）

一人份

- 1 塊菠蘿蜜罐頭，切成小塊
- 1 湯匙奇亞籽
- 1 湯匙古代穀物麥片（我使用 Nature's Path Heritage 麥片）
- 1 湯匙燕麥麩
- 1 湯匙生大麻籽
- 1/2 杯克菲爾優格，或無糖的植物發酵優格
- 1/4 杯無過濾的無糖蘋果汁
- 1/2 顆蘋果，切成小塊
- 2 顆李子，切成小塊

>> 取一個中型碗，將菠蘿蜜、奇亞籽、穀物麥片、燕麥麩和大麻籽攪拌在一起。加入克菲爾優格或植物優格以及無過濾蘋果汁，均勻攪拌。再放上水果，盡情享用。

由米諾・邁耶提供

多酚碗

健康食物指數	卡路里	MACs	多酚	Omega-3 脂肪酸 / 總脂肪
3.9	208. 9	5.79	0.32	0.28

（每份營養值）

一人份

- 1 茶匙枸杞乾
- 1 茶匙奇亞籽
- 1 茶匙烤南瓜子
- 1 茶匙烤葵花籽
- 1 湯匙堅果（榛果、山核桃或核桃）
- 1 湯匙燕麥麩
- 1 茶匙可可粉
- 1 茶匙馬基莓粉（maqui powder）（可省略）
- 1 茶匙卡姆果粉（camu camu powder）（可省略）
- 1/2 杯大麻籽奶或無糖植物優格
- 1/4 杯無過濾的無糖蘋果汁
- 1 湯匙當季水果（有機藍莓、草莓、覆盆子、黑莓、李子、石榴、印加漿果）

>> 取一個中型碗，加入前面九種食材。倒入植物奶或植物優格和無過濾蘋果汁，然後充分攪拌。放上水果，盡情享用。

由米諾 · 邁耶提供

奇亞籽水果燕麥碗

健康食物指數	卡路里	MACs	多酚	Omega-3 脂肪酸 / 總脂肪
5.15	414	13.9	0.694	0.26

（每份營養值）

一人份

- 2 湯匙奇亞籽
- 2 湯匙鋼切燕麥
- 1 茶匙香草精
- 1 杯植物奶
- 1/2 杯你最喜歡的水果（蘋果、香蕉、桃子），切成小塊
- 1/4 杯核桃，切碎
- 1/2 茶匙肉桂
- 1 湯匙可可粉（可省略）

>> 將奇亞籽、燕麥、香草精和植物奶放入攪拌機中打勻。

>> 打勻後倒入碗中，蓋上蓋子，冷藏幾小時或冷藏一夜。

>> 在上面放上水果、核桃、肉桂和可可（依個人喜好），盡情享用。

由米諾・邁耶提供

種子百匯聖代

健康食物指數	卡路里	MACs	多酚	Omega-3 脂肪酸 / 總脂肪
3.98	542	18.8	0.591	0.15

（每份營養值）

一人份

- 1 杯無糖植物優格
- 1 湯匙奇亞籽
- 1 湯匙亞麻籽
- 1/2 杯烤燕麥
- 2 湯匙壓碎的烤杏仁
- 1/2 杯藍莓
- 1/2 茶匙可可
- 1/2 茶匙肉桂

>> 在一個中型碗中混合優格、奇亞籽和亞麻籽。

>> 加入烤燕麥和杏仁。

>> 加入藍莓，最後撒上可可和肉桂。

由米諾・邁耶提供

奶昔

石榴巧克力奶昔

健康食物指數	卡路里	MACs	多酚	Omega-3 脂肪酸 / 總脂肪
3.8	292	12.1	0.61	0.09

（每份營養值）

兩人份

- 8 盎司無糖杏仁奶
- 4 盎司石榴汁
- 6 盎司有機菠菜
- 1 根冷凍香蕉
- 2-3 個椰棗
- 3 湯匙可可粉
- 2 杯冷凍藍莓
- 1 湯匙亞麻籽粉（可省略）

>> 把所有食材放進高速攪拌機，打至光滑順口即可。

由 AJ 主廚提供

芒果薑汁探戈

健康食物指數	卡路里	MACs	多酚	Omega-3 脂肪酸 / 總脂肪
1.4	370	6	0.256	0.4

（每份營養值）

一至兩人份

- 1 杯冷凍芒果塊
- 1 根香蕉
- 1 1/2 杯無過濾的有機蘋果汁
- 1/2 湯匙生薑粉
- 1 茶匙肉桂粉

>> 把所有食材放進攪拌機，打至光滑順口即可。

由米諾・邁耶提供

綠色機器

健康食物指數	卡路里	MACs	多酚	Omega-3 脂肪酸 / 總脂肪
3.4	255	7.75	0.01	0.06

（每份營養值）

一至兩人份

- 1 杯亞麻籽奶或大麻籽奶
- 1 茶匙生薑粉
- 1/2 杯冷凍菠菜
- 1/2 茶匙丁香粉
- 1/2 顆酪梨
- 1/2 茶匙黑胡椒粉
- 1/2 杯香菜
- 薄荷葉（可省略）

>> 把所有食材放進攪拌機，打至光滑順口即可。

由米諾・邁耶提供

莓果幻想曲

健康食物指數	卡路里	MACs	多酚	Omega-3脂肪酸 / 總脂肪
4.0	264	11.3	0.49	0.09

（每份營養值）

兩人份

- 1 根香蕉
- 1 杯冷凍草莓
- 1 杯冷凍藍莓
- 1 杯冷凍覆盆子
- 1/2 杯植物優格
- 2 1/2 杯亞麻籽奶或大麻籽奶
- 1 茶匙肉桂粉

>> 把所有食材放進攪拌機，打至光滑順口。如果太濃稠，可以再加一些植物奶。

由米諾．邁耶提供

沙拉

古代穀物沙拉

健康食物指數	卡路里	MACs	多酚	Omega-3 脂肪酸 / 總脂肪
2.9	306	10.3	0.048	0.013

（每份營養值）

兩人份

- 1/2 杯全麥紅布格麥（bulgur）
- 1/2 杯開水
- 1 杯罐裝鷹嘴豆
- 1/2 杯青蔥，切珠
- 1 杯番茄，切成小塊
- 2 湯匙檸檬汁
- 鹽和胡椒
- 1 茶匙義大利調味料
- 1/4 杯巴西利，切碎

>> 將布格麥和開水混合，浸泡約 1 個小時。

>> 瀝乾，擠出多餘水分。

>> 取一個大碗，在布格麥中加入鷹嘴豆。

>> 接著，再加入蔥花、番茄、檸檬汁、鹽、胡椒、香料和巴西利，均勻攪拌。

由米諾 · 邁耶提供

紫高麗菜燉菜

健康食物指數	卡路里	MACs	多酚	Omega-3 脂肪酸 / 總脂肪
3.1	210	7	0.176	0.02

（每份營養值）

四人份

- 2 湯匙特級初榨橄欖油
- 1 顆大黃洋蔥，切成薄片
- 2-3 顆酸蘋果，例如史密斯青蘋果，去核、削皮和切片
- 1 個大紫高麗菜，去心，切成四等份，再切絲
- 1/2 杯水或雞高湯
- 1/2 杯紅酒
- 鹽和胡椒
- 1/2 茶匙丁香
- 1 茶匙百里香

>> 在鍋中加入橄欖油，以中火加熱。

>> 加入洋蔥，炒幾分鐘把洋蔥炒軟。

>> 加入蘋果，繼續翻炒幾分鐘。

>> 加入紫高麗菜和水（或雞高湯），以中火煮沸。

>> 加入紅酒，用鹽、胡椒、丁香和百里香調味。

>> 攪拌，調到中小火，蓋上蓋子。

>> 繼續燉煮，不時攪拌，直到紫高麗菜變軟，大約 30-40 分鐘。

由米諾 · 邁耶提供

菠菜綠花椰菜沙拉佐酸菜醬

健康食物指數	卡路里	MACs	多酚	Omega-3 脂肪酸 / 總脂肪
3.6	399	13	0.456	0.04

（每份營養值）

兩人份

沙拉食材：

- 2 杯嫩菠菜
- 1/2 杯櫻桃番茄，切成兩半
- 1 顆酪梨，去皮，切成小塊
- 2 湯匙菲達起司
- 1/2 杯去殼毛豆
- 一把切碎的香菜
- 2 杯蒸過的花椰菜，切成小株

沙拉醬：

- 2 湯匙特級初榨橄欖油
- 2 湯匙醬油
- 1/2 杯酸菜，汁液保留
- 新鮮胡椒粉

>> 將所有沙拉食材放進一個大碗中。

>> 拿一個小碗，將沙拉醬的所有食材拌在一起。

>> 將醬料倒在沙拉上，攪拌均勻，即可享用。

由米諾 · 邁耶提供

大蒜羽衣甘藍凱撒沙拉配亞麻籽麵包丁

健康食物指數	卡路里	MACs	多酚	Omega-3 脂肪酸 / 總脂肪
2.0	428	5.85	0.21	0.08

（每份營養值）

四至六人份

沙拉食材：
- 2 大束羽衣甘藍，去莖，切成一口大小
- 3 湯匙冷榨亞麻籽油
- 1/4 茶匙海鹽

沙拉醬：
- 4 瓣大蒜，切碎（約 1 湯匙）
- 1 茶匙鯷魚醬
- 1 茶匙酸豆
- 1 茶匙酸豆鹽水
- 1/4 茶匙黑胡椒
- 1/4 杯檸檬汁，分做兩次
- 2 顆放養雞蛋蛋黃
- 1/2 茶匙海鹽
- 1 茶匙芥末粉
- 1/4 杯特級初榨橄欖油
- 1/3 杯酪梨油

>> 除了橄欖油、酪梨油和一半的檸檬汁外，將所有沙拉醬的食材放進食物調理機中。以中低速攪拌，直至變成糊稠狀（大約 30-60 秒）。

>> 在食物調理機低速運轉的情況下，非常緩慢地將兩種油淋入，直到油和蛋黃乳化，形成如奶油般滑順的醬料。加入剩餘的檸檬汁，必要時再加些鹽或胡椒粉調味。

>> 接下來，將切碎的羽衣甘藍、亞麻籽油和海鹽放入一個大的攪拌碗。

>> 用乾淨的雙手，把油和鹽揉進羽衣甘藍中，直到羽衣甘藍開始變軟。

>> 依喜好用適量的凱撒醬與醃過的羽衣甘藍混合。為了增加膳食纖維、多酚和 omega-3 的含量（同時增加一些美味酥脆的口感），在上面放上亞麻籽麵包丁（見下一頁）。

亞麻籽麵包丁

- 1 杯金色或棕色亞麻籽粉
- 1/4 杯椰子粉
- 1 茶匙小蘇打（約 1 湯匙）
- 1/2 茶匙海鹽
- 1/4 茶匙乾百里香
- 3 顆放養雞蛋
- 1/2 杯水
- 4 瓣大蒜，切碎（約 1 湯匙）
- 1/4 杯 +2 湯匙特級初榨橄欖油（分開）

>> 將烤箱預熱至攝氏 180 度（350°F），並在烤盤上鋪上烘焙紙。

>> 取一個中型碗，混合亞麻籽粉、椰子粉、小蘇打粉、海鹽和百里香。再取另一個碗，把雞蛋、水、大蒜和 1/4 杯橄欖油攪拌在一起。

>> 把濕料和乾料放在一起充分攪拌。把攪拌完的混料靜置 5 分鐘後變稠。

>> 將混料移到準備好的烤盤上，鋪成 1/2 英寸厚的長方形。不必鋪滿整個烤盤。烤 20 分鐘或直到稍微變硬。冷卻後，切成 1 英寸的立方體。

>> 重新把烤箱烤箱預熱至攝氏 180 度（350°F）。將麵包丁放在烤盤上，淋上 2 湯匙橄欖油。依照你想要的脆度，烤 10-15 分鐘。

由 NeuroTrition 公司開發

修復神經的尼斯沙拉

健康食物指數	卡路里	MACs	多酚	Omega-3 脂肪酸 / 總脂肪
2.0	469	4.3	0.260	0.13

（每份營養值）

四人份

沙拉食材：

- 1 個中等大小的帶皮地瓜，切成 1/4-1/2 英寸厚的片狀
- 1 茶匙酪梨油
- 1/4 茶匙海鹽
- 2 杯（約 1/2 磅）燙過的四季豆
- 1 杯櫻桃番茄，切半
- 1/2 杯黑橄欖，去核並切成兩半
- 4 杯芝麻菜
- 2 罐沙丁魚罐頭，瀝乾
- 4 顆放養雞蛋，煮至半熟，切成兩半

沙拉醬：

- 1/2 湯匙芥末醬
- 1 1/2 湯匙生蘋果醋
- 2 湯匙檸檬汁
- 1 瓣大蒜，切碎
- 1/4 杯巴西利，去莖，葉子切碎
- 1/4 茶匙海鹽
- 1/4 茶匙黑胡椒
- 1/4 杯特級初榨橄欖油
- 2 湯匙冷榨亞麻籽油

>> 將烤箱預熱至攝氏 180 度（350°F），並在烤盤上鋪上烘焙紙。取一個中型碗，將地瓜、酪梨油和鹽拌在一起，然後拿到準備好的烤盤上。烘烤 15-20 分鐘，或用叉子戳地瓜時是鬆軟的為止。

>> 趁烤地瓜的時候，來製作沙拉醬。將芥末、醋、檸檬汁、大蒜、巴西利、海鹽和胡椒粉放入一個中型碗中，均勻攪拌。接著，慢慢淋入橄欖油和亞麻籽油，一邊繼續攪拌，直到所有沙拉醬的食材充分混合。

>> 取一個大碗，放入馬鈴薯、四季豆、番茄、橄欖和芝麻菜，再依喜好淋上適量的沙拉醬。把沙拉平均分在 4 個碗中，然後在每份沙拉上放 1/4 的沙丁魚和 2 個切半的半熟蛋。如有需要，撒上黑胡椒裝飾。

由 NeuroTrition 公司開發

奶油萵苣酪梨柑橘沙拉

健康食物指數	卡路里	MACs	多酚	Omega-3脂肪酸 / 總脂肪
4.0	253	8.92	0.18	0.14

（每份營養值）

兩至三人份

沙拉食材：

- 8 盎司脆黃油生菜，撕成片狀
- 1 根波斯黃瓜，切成薄片，
- 1 杯番茄，切片
- 2 顆柳橙，去皮，切成小塊
- 2 顆富士蘋果，去核，切片，切成小塊
- 1 顆酪梨，去皮去核，切成方塊
- 1/2 杯烤葵花籽

沙拉醬：

- 1 湯匙特級初榨橄欖油
- 2 湯匙柳橙汁
- 1 湯匙醬油

>> 混合生菜、黃瓜、番茄、柳橙和蘋果。

>> 加入酪梨片，撒上烤葵花籽。

>> 將橄欖油、柳橙汁和醬油攪拌在一起製成醬汁。將醬汁倒在沙拉上，攪拌均勻，即可食用。

由米諾 · 邁耶提供

山羊起司甜菜沙拉

健康食物指數	卡路里	MACs	多酚	Omega-3 脂肪酸 / 總脂肪
3.2	278	6.18	0.071	0.17

（每份營養值）

兩人份

- 2 顆中等大小的紅色或金色甜菜，洗淨，去除綠色的部分
- 3 杯嫩菠菜
- 2 顆柳橙，去皮，切段
- 2 茶匙新鮮細香蔥，切碎
- 2 茶匙新鮮百里香，切碎
- 1 湯匙特級初榨橄欖油
- 1 湯匙巴薩米克醋
- 1/2 杯烤核桃
- 1/2 杯碎山羊起司
- 鹽和胡椒適量

>> 將甜菜煮軟，大約 20 分鐘。冷卻後，去皮切片。

>> 把菠菜放入一個中型碗裡。加入柳橙和甜菜。

>> 取一個小碗，將香蔥、百里香、橄欖油和醋攪拌在一起。

>> 淋上沙拉醬。

>> 上面放烤核桃和山羊起司。加入適量的鹽和胡椒，即可食用。

由米諾 · 邁耶提供

綠豆芽沙拉

健康食物指數	卡路里	MACs	多酚	Omega-3 脂肪酸 / 總脂肪
5.9	157	9.75	0.53	0.75

（每份營養值）

四人份

- 2 杯綠豆
- 1 根青辣椒（可省略），切碎
- 1 顆小洋蔥或中型洋蔥，切碎
- 1 個中等大小的番茄，切碎
- 1/4 茶匙紅辣椒粉
- 1/2 茶匙印度小吃甜酸香料粉（Chaat Masala）（可省略）
- 1 個煮熟的馬鈴薯或地瓜（可省略）
- 岩鹽或黑鹽，依口味偏好
- 1 茶匙檸檬汁，依口味偏好
- 幾片香菜和檸檬片作為裝飾

>> 徹底清洗綠豆。瀝乾，接著在大量水中浸泡 6-8 小時，或靜置一夜。

>> 把浸泡過的豆子瀝乾，放在一個大碗，確保豆子仍留有一些水分。

>> 用蓋子蓋住碗，放在溫暖的地方大約 8-12 小時（溫暖的天氣綠豆更快發芽）。

>> 冷藏剩餘的綠豆芽

>> 將綠豆芽沖洗乾淨，然後用蒸或煮的直到完全煮熟。瀝乾。

>> 取一個碗，把鹽和檸檬汁以外的所有食材混合在一起。

>> 用鹽調味，再加入幾滴檸檬汁。用檸檬片和香菜葉裝飾。立即享用。

由阿帕娜 · 古普塔博士提供

酪梨鷹嘴豆泥沾醬

健康食物指數	卡路里	MACs	多酚	Omega-3 脂肪酸 / 總脂肪
2.6	150	4	0.08	0.008

（每份營養值）

四人份

- 4 瓣大蒜
- 1 茶匙辣椒片
- 1/2 茶匙孜然粉
- 1/2 杯罐裝鷹嘴豆，瀝乾
- 2 湯匙檸檬汁
- 1/2 茶匙薑黃粉
- 1 湯匙新鮮生薑粉
- 1 1/2 顆酪梨，去皮、去核
- 1 湯匙特級初榨橄欖油
- 鹽和現磨胡椒粉
- 1/2 茶匙紅椒粉作裝飾
- 1 茶匙切碎的巴西利作裝飾

>> 把大蒜、辣椒片、孜然、鷹嘴豆、檸檬汁、薑黃和生薑丟進食物調理機中攪碎。

>> 加入酪梨，再攪拌 20 秒。

>> 將攪完的沾醬放入碗中，加入橄欖油、鹽和胡椒粉，攪拌均勻。用紅椒粉和巴西利裝飾。

由米諾 · 邁耶提供

羽衣甘藍扁豆沙拉

健康食物指數	卡路里	MACs	多酚	Omega-3 脂肪酸 / 總脂肪
3.3	307	7.8	0.027	0.1

（每份營養值）

兩人份

沙拉食材：
- 3/4 杯綠色扁豆
- 1 大顆義大利深綠甘藍（Tuscan kale），把莖去掉，葉子切碎
- 1 杯櫻桃番茄，切成兩半
- 1 顆酪梨，切成小片或方塊
- 一把切碎的香菜
- 1/2 杯切碎的核桃，稍微烘烤一下
- 鹽和現磨胡椒

沙拉醬：
- 2 湯匙特級初榨橄欖油
- 1 湯匙新鮮檸檬汁
- 1/2 杯酸菜
- 1 茶匙孜然粉
- 1/2 茶匙新鮮胡椒粉

>> 將扁豆加入一大鍋加鹽的滾水中，煮 20-25 分鐘，直到變軟。瀝乾後，靜置冷卻。

>> 把深綠甘藍、番茄、扁豆、酪梨和香菜放入一個大碗中。

>> 取一個小碗，將所有沙拉醬的食材攪拌在一起。

>> 把醬汁倒在沙拉上，再撒上烤核桃，及適量的鹽和胡椒。

由米諾・邁耶提供

黃芥末香醋拌蔬菜

健康食物指數	卡路里	MACs	多酚	Omega-3 脂肪酸 / 總脂肪
3.0	282	8.2	0.07	0.03

（每份營養值）

四人份

- 3 湯匙特級初榨橄欖油
- 1 顆紅洋蔥，切成兩半，然後切成 1 英寸寬的片狀
- 2 杯胡蘿蔔，去皮斜切
- 1/2 湯匙新鮮生薑粉
- 4 瓣大蒜，去皮切片
- 1 杯櫛瓜，切片或切成 1 英寸的正方形
- 2 杯不同顏色的甜椒，切成 1 英寸的正方形
- 2 杯綠花椰菜切小株
- 2 杯白花椰菜切小株
- 鹽和胡椒適量
- 1 杯新鮮櫻桃番茄，切半
- 1 杯鷹嘴豆，瀝乾

醬汁：

- 一把切碎的巴西利
- 2 湯匙黃芥末
- 1 湯匙特級初榨橄欖油
- 2 湯匙紅酒醋
- 1 茶匙百里香

>> 將所有醬汁的食材放入一個玻璃罐中搖勻。

>> 在一個大煎鍋中倒入 3 湯匙橄欖油，以中火加熱。

>> 快炒洋蔥和胡蘿蔔約 3 分鐘。

>> 在平底鍋中加入生薑粉、大蒜、櫛瓜、甜椒、綠花椰菜和白花椰菜。

>> 撒上鹽和胡椒。

>> 蓋上蓋子煮 3-4 分鐘，直到食材變軟。

>> 開蓋後稍微攪拌，在鍋中加入 1/4 杯水，再煮幾分鐘。

>> 如果希望保持蔬菜的脆度，注意別煮過頭了。

>> 讓蔬菜冷卻至室溫，再放入一個大碗中。

>> 加入番茄和鷹嘴豆。

>> 淋上醬汁，攪拌，然後享用。

由米諾・邁耶提供

三明治

酪梨蛋吐司

健康食物指數	卡路里	MACs	多酚	Omega-3 脂肪酸 / 總脂肪
1.4	331	4.8	0.153	0.005

（每份營養值）

兩人份

- 1 湯匙特級初榨橄欖油
- 1/2 茶匙薑黃
- 2 個雞蛋
- 鹽和胡椒
- 2 片小麥酵母麵包
- 1/2 顆熟酪梨
- 1 個小紅洋蔥，切成薄片
- 1/2 顆番茄，切成薄片

>> 在煎鍋中倒油，以中小火加熱。

>> 加入薑黃油煎一下。

>> 雞蛋打入鍋中，用鹽和胡椒調味。

>> 蓋上蓋子煮雞蛋，根據喜歡的熟度，煮 3-4 分鐘左右。

>> 烤麵包片，再把酪梨放至麵包上壓成泥狀。

>> 最後，把洋蔥和番茄片鋪上麵包，上面放一個雞蛋。

由米諾 · 邁耶提供

西班牙鯖魚沙拉三明治

健康食物指數	卡路里	MACs	多酚	Omega-3 脂肪酸／總脂肪
1.2	450	5.15	0.028	0.1

（每份營養值）

兩人份

- 2 罐大西洋烤大蒜鯖魚片（如 Patagonia Provisions），瀝乾並分成一片片
- 1 根芹菜，切小丁
- 1 根青蔥或 1/4 顆紅洋蔥，切小丁
- 約 1/3 杯平葉巴西利，大致切碎
- 1 湯匙檸檬汁
- 1 茶匙檸檬皮
- 1 茶匙第戎芥末
- 鹽和胡椒

三明治：

- 幾片莫恩斯特起司（Muenster）或瑞士起司（可省略）
- 4 片全麥麵包
- 6-8 片酸黃瓜，瀝乾後擦乾（可省略）

>> 取一個中等大小的碗，將鯖魚沙拉的食材輕輕混合在一起。

>> 用中火加熱平底不沾鍋。

>> 做三明治：在一片麵包上放一片起司。放上 3-4 片酸黃瓜、一半的鯖魚沙拉和另一片起司；最後蓋上麵包。重複步驟做第二個三明治。

>> 把三明治放進平底鍋。

>> 每面煎約 5 分鐘，直到麵包呈金黃色，起司融化。

變化版本：

- 加入少許咖哩粉、杜卡香料、哈里薩香料（Harissa）或其他美味的綜合香料。
- 加入切碎的新鮮香草。
- 如果不想增加卡路里和動物脂肪，可以不加起司。

改編自 Patagonia Provisions 食品公司

素漢堡

健康食物指數	卡路里	MACs	多酚	Omega-3 脂肪酸 / 總脂肪
2.2	413	11	0.001	0.003

（每份營養值）

四人份

- 5.8 盎司袋裝的 Patagonia Provisions 黑豆湯
- 1 杯麵包屑
- 1/2 杯南瓜籽，切碎或用食物調理機打碎
- 1/4 杯蔥花
- 1 顆雞蛋，打散
- 1 茶匙檸檬汁

>> 用一半的水量煮黑豆湯後冷卻。應該會煮出非常濃稠的黑豆泥。

>> 取一個中型攪拌碗，把剩下的食材倒在一起，再與冷卻的豆泥充分混合。

>> 把混好的豆泥分成四塊餡餅，用爐子或烤架上煎、烤。

用爐子：

>> 取一個平底鍋，加入 2 湯匙油，將餡餅煎至酥脆熟透。

用烤架：

>> 將餡餅平放在鋪有烘焙紙的托盤或盤子上，冷凍 20-30 分鐘，直到變硬。預熱烤架，用一塊油布擦拭乾淨的格架。餡餅每面各烤 5-7 分鐘。

>> 放上酪梨、豆芽和你喜歡的調味料。

改編自 Patagonia Provisions 食品公司

甜點

生布朗尼

健康食物指數	卡路里	MACs	多酚	Omega-3 脂肪酸 / 總脂肪
3.3	340	7	0.16	0.27

（每份營養值）

八人份

- 2 杯核桃
- 1/2 杯可可粉
- 2 杯去核椰棗
- 1 湯匙無酒精香草精

>> 把核桃倒入裝有 S 刀片的食物調理機中，打成粉末。不要攪拌過度變成堅果醬。

>> 加入可可，再次攪拌。

>> 加入椰棗，攪拌到變成一顆球體。

>> 加入香草，再攪拌一下就好。

>> 將麵糊倒入矽膠布朗尼模具，或均勻壓進 8"×8" 的方形平底鍋中。

>> 蓋上蓋子，放冷凍直到變硬，大約 2-3 小時，然後切成方塊。

由 AJ 主廚提供

綜合莓果可可優格

健康食物指數	卡路里	MACs	多酚	Omega-3 脂肪酸 / 總脂肪
4.13	160	6.2	0.44	0.14

（每份營養值）

一人份

- 1/2 杯純植物優格
- 1 湯匙可可粉
- 1 杯當季莓果，如有必要，可切成小塊

>> 取一個小碗，放進可可和優格，攪拌至光滑柔順。

>> 放上水果，盡情享用。

由米諾・邁耶提供

壓力鍋藍莓小米布丁

健康食物指數	卡路里	MACs	多酚	Omega-3 脂肪酸 / 總脂肪
1.2	256	3.12	0.49	0.13

（每份營養值）

四至六人份

布丁：

- 1 杯小米
- 3 杯無糖植物奶
- 1 茶匙肉桂
- 1/2 茶匙小荳蔻
- 1 茶匙香草粉（可省略）

水果餡料：

- 2 湯匙椰棗泥
- 2 杯無糖石榴汁
- 4 湯匙玉米澱粉溶於 4 湯匙水中
- 1 杯野藍莓

>> 將所有布丁食材放入 Instant Pot 電子壓力鍋，大火煮 10 分鐘。10 分鐘後釋放壓力。這款點心冷熱皆可享用。小米冷卻後變稠。

>> 取一個中型平底鍋，將椰棗泥溶解到石榴汁中，然後煮到剩下 1/2 杯水分。倒入玉米澱粉慢慢攪拌，直到液體變稠，再放入藍莓輕輕攪拌。從爐火上拿開。

>> 將小米布丁平均分配到 4-6 個高腳玻璃杯或聖代杯中。將水果配料平均擺在每杯聖代上。要的話，可以交替鋪上兩層。

>> 冷卻幾小時直到凝固。

由 AJ 主廚提供

全世界最健康（也最簡單）的山核桃派

健康食物指數	卡路里	MACs	多酚	Omega-3 脂肪酸 / 總脂肪
2.4	366	7.3	1.83	0.015

（每份營養值）

十至十二人份

派皮：
- 2 杯生的無鹽山核桃
- 2 杯去核椰棗
- 1 茶匙香草粉（可省略但推薦）

內餡：
- 16 盎司去核椰棗浸泡在 16 盎司的水中直到變軟
- 1 茶匙香草粉（可省略但推薦）
- 12 盎司生的無鹽山核桃（約 3 杯），磨成細粉

首先，製作派皮：

>> 將山核桃放入裝有 S 刀片的食物調理機中，打成粉狀。別打太久，否則會變成堅果醬。加入椰棗，繼續攪拌，直到變成一個球體。有需要可加入更多椰棗。

>> 等派皮達到適當的稠度，就加入香草再稍微攪拌一下。

>> 鋪一張烘焙紙，將派皮均勻壓入一個 9 英寸的彈簧烤盤中。

接下來，製作內餡：

>> 將椰棗、浸泡椰棗的水和香草放入裝有 S 刀片的大型食物調理機中，攪拌至光滑。

>> 加入磨成細粉的山核桃，繼續攪拌至奶油狀。

完成整個派：

>> 取下烘焙紙上的派皮，倒入內餡，均勻鋪開。

>> 用切半的山核桃裝飾派的頂部。

>> 將派冷凍一夜或直到變硬

由 AJ 主廚提供

參考菜單

這裡提供一天的參考菜單。如果你打算遵循限時進食法的飲食計畫，建議每天在八小時的飲食時間內吃兩餐，午餐和晚餐，中間搭配健康的零食。不過你也可以在早、午、晚的三餐傳統飲食中使用這些食譜。

- 早餐：能量碗或奶昔
- 早午餐／午餐：能量碗、三明治或沙拉
- 晚餐：簡單的主食（複雜的主食僅限週末）
- 正餐之間的高纖／多酚無糖零食
  - 蘋果、堅果
  - 無糖的高纖營養棒
  - Navitas Organics零食
- 飲料
  - 早上，無糖黑咖啡或無糖茶
  - 康普茶
  - 下午／晚上，綠茶或紅茶
  - 馬黛茶（yerba maté tea）
  - 不加糖的益生菌飲料
  - 水
  - 晚上，一杯紅酒

腸道健康食物的營養量

高纖維食物

成分（100g）	纖維（g/100g）
奇亞籽	33.3
可可	22.5
亞麻籽	19.3
扁豆	17.5
燕麥麩	16.1
亞麻籽粉	13.3
小麥胚芽	12
毛豆	8.8
全麥麵食	8
胡桃	7.5
黑豆	4.3
野米	4
鷹嘴豆	2.6
甜菜	2.6

資料來源：https://www.nal.usda.gov/sites/www.nal.usda.gov/files/total_dietary_fiber.pdf

高多酚食物

成分	總酚含量 (mg/100g)
奇亞籽	2941.2（包括亞麻多元不飽和脂肪酸）
亞麻籽	956.9（包括亞麻多元不飽和脂肪酸和亞麻木酚素）
亞麻籽油	900（包括阿魏酸 4-O- 葡萄糖苷〔ferulic acid 4-O-glucoside〕）
咖啡	895（綠原酸）
未經高溫消毒的酸菜	825（包括松脂醇和山柰酚）
藍莓	310（包括 5- 咖啡醯奎尼酸〔5-caffeoylquinic acid〕）
可可粉	225（黃烷醇）
紅酒	220（包括白藜蘆醇和單寧）
李子片	185（含 3- 咖啡醯奎尼酸〔3-caffeoylquinic acid〕）
黑豆	174（包括飛燕草素 3-O- 葡萄糖苷〔delphinidin 3-O-glucoside〕）
綠茶	105（L- 茶胺酸）
平菇	67（包括麥角硫因）
特級初榨橄欖油	50（木犀草素和橄欖油刺激醛）

資料來源：http://phenol-explorer.eu/

高 Omega-3 脂肪酸食物

成分（100g）	Omega-3 FA（mg/100g）
亞麻籽	22,800
奇亞籽	18,100
核桃	9,200
大麻籽	8,700
亞麻籽油	8,200
鯖魚	5,100
沙丁魚	4,000
野生鮭魚	2,300
大豆	1,400
山核桃	860
豆腐	582

資料來源：http://fdc.nal.usda.gov/

謝辭

我要感謝過去五年來啟發我想法的每一個人，他們讓我了解到人類的健康、生產糧食的環境健康、植物性食物的健康和整個地球的健康都是息息相關的。這些啟發說服我又寫了一本書，比起第一本書《腸道・大腦・腸道菌》僅限於探討大腦、腸道及腸道菌相之間互動密切的基本概念，第二本書的內容又更加深入。我的視野之所以從腸道和大腦擴展到土壤和地球的健康，當中對我影響最大的人是Patagonia公司富有遠見的創始人伊方・修納。他的人生故事、處世哲學和為了拯救地球的激昂鬥志，對我的世界觀產生深遠而持久的影響。倘若沒有茱莉・威爾（Julie Will）的信任和鼓勵——她是我在Harper Wave出版社的優秀編輯，我不會有決心執行這個項目。寫作期間，她都持續不斷提供我寶貴的意見。

我要感謝幾十年來在診所見過的所有病患，他們的生活故事教會我腸腦互動對健康和疾病的重要性，並幫助我證實我的研究結果在臨床上的關聯性。同樣地，我也非常感謝《腸道・大腦・腸道菌》的每位讀者給我的正面回饋。他們經常在其他病患的故事中看見自己，並想了解更多重建健康腸道菌相的方法。如果沒有與UCLA研究團隊的密切互動，我對這本書的想法就不可能出現，尤其是安妮・古普塔博士，是她推動我們去研究食物對腸腦互動的影響，還有幾位在我們中心工作的聰明學生，這些學生對促進本書的發展有著濃厚的興趣，尤其是卡琳娜・南斯（Karina Nance）和茱麗葉・法蘭克（Juliette Frank）。我很榮幸成為加州大學洛杉磯分校消化疾病系所的教職員，這個系所是研究腸腦互動和臨床實踐的先鋒，尤其是系主任艾瑞克・埃斯雷利安博士（Eric Esrailian），他與我對於腸腦互動有許多共同的看法。感謝瑞瑪・卡杜拉－道克博士和薩基斯・馬茲馬尼安博士。他們是鼓舞人心的科學家，致力於找出腸道菌相在可怕的腦部疾病中扮演什麼角色。感謝奧拉夫・斯波恩斯博士，他是把先進的網絡分析應用在大腦研究上的先驅。感謝華特・威利特博士，是他讓科學界注意到人類健康與氣候危機之間有著密切的關係。感謝義大利多洛米蒂山的米其林三星主廚諾伯特・尼德寇勒，將世界一流的美食與當地永續的糧食生產方式相結合。感謝馬可・卡瓦列里，在義大利亞得里亞海地區從事再生有機葡萄酒和橄欖油生產。

我要感謝我的合著者尼爾・凱西（Nell Casey），他幫上了大忙，把複雜的科學概念轉化為容易理解的語言。感謝克拉克・米勒（Clark Miller），他利用自己的藝術創造力為本書設計了插圖。

最後同樣重要的，我要大力感謝我的妻子米諾（Minou）和我們的兒子狄倫（Dylan）。我經常與他們討論本書的諸多細節。他們也幫忙設計並測試了許多食譜，把我們的廚房變成了食品實驗室。

食譜資源

食譜提供者

這本書中大部分的食譜是由NeuroTrition公司的奧沙・馬札和她公司旗下的廚師以及我的妻子米諾・邁耶提供的。

NeuroTrition公司專注於開發對大腦健康最有營養的食譜。你可以在www.neurotrition.ca找到更多關於這間創新公司的資訊。

有些食譜改編自食品公司Patagonia Provisions。（www.patagoniaprovisions.com）

甜點食譜由AJ主廚開發（www.chefajwebsite.com）。

有些義大利麵食改編自我最喜歡的一本食譜，《來吃義大利：傑米奧利佛的美食出走》，作者是傑米・奧利佛。

食材

雖然找得到替代來源，但考慮到品質、永續生產和對健康的益處，我建議從以下的品牌採購食材：

- 特級初榨橄欖油：Le Corti Dei Farfensi，https://lecortideifarfensiusa.com/
- 貽貝罐頭、燻鮭魚罐頭、鯖魚罐頭和有機黑豆湯、有機種子和有機點心棒：Patagonia Provisions，www.patagoniaprovisions.com
- 沙丁魚罐頭：葡萄牙野生沙丁魚，www.vitalchoice.com
- 高纖營養棒：NuGo Nutrition, www.nugofiber.com
- 大麻籽奶和生大麻籽：Manitoba Harvest，www.manitobaharvest.com
- 枸杞、印加漿果、馬基果、卡姆果和巴西莓粉：Navitas Organics，www.navitasorganics.com
- 古代穀物麥片：Nature's Path Heritage麥片，www.naturespath.com

註釋

第 1 章 美國沉默的公共衛生危機

1. Eileen M. Crimmins, "Lifespan and Healthspan: Past, Present, and Promise," *Gerontologist* 55, no. 6 (Dec. 2015): 901–11, doi: 10.1093/geront/gnv130, PubMed PMID: 26561272.
2. Centers for Medicare & Medicaid Services, National Health Expenditure Data, Historical, https://www.cms.gov/Research-Statistics-Data-and-Systems/Statistics-Trends-and-Reports/NationalHealthExpendData/NationalHealthAccountsHistorical.
3. Rabah Kamal, Cynthia Cox, and Daniel McDermott, "What Are the Recent and Forecasted Trends in Prescription Drug Spending?" Health System Tracker, Peterson Center on Healthcare and Kaiser Family Foundation, 2019, https://www.healthsystemtracker.org/chart-collection/recent-forecasted-trends-prescription-drug-spending/#item-annual-growth-in-rx-drug-spending-and-total-health-spending-per-capita_nhe-projections-2018-27.
4. Animal Smart, "Comparing Agriculture of the Past with Today," https://animalsmart.org/animals-and-the-environment/comparing-agriculture-of-the-past-with-today.
5. Hilda Razzaghi et al., "10-Year Trends in Noncommunicable Disease Mortality in the Caribbean Region," *Revista Panamericana de Salud Pública*, 2019, 43, doi: 10.26633/RPSP.2019.37.
6. Jean-François Bach, "The Effect of Infections on Susceptibility to Autoimmune and Allergic Diseases," *New England Journal of Medicine* 347, no. 12 (Sept. 19, 2002): 911–20, doi: 10.1056/NEJMra020100.
7. Forough Farrokhyar, E. T. Swarbrink, and E. Jan Irvine, "A Critical Review of Epidemiological Studies in Inflammatory Bowel Disease," *Scandinavian*

Journal of Gastroenterology 36, no. 1 (February 2001): 2–15.
8. Nils Åberg et al., "Increase of Asthma, Allergic Rhinitis and Eczema in Swedish Schoolchildren between 1979 and 1991," *Clinical & Experimental Allergy* 25, no. 9 (Sept. 1995): 815–19, doi: 10.1111/j.1365-2222.1995.tb00023.x, PubMed PMID: 8564719.
9. Sigrid Poser et al., "Increasing Incidence of Multiple Sclerosis in South Lower Saxony, Germany," *Neuroepidemiology* 8, no. 4 (1989): 207–13, doi: 10.1159/000110184.
10. H. Okada et al., "The 'Hygiene Hypothesis' for Autoimmune and Allergic Diseases: An Update," *Clinical & Experimental Immunology* 160, no. 1 (Apr. 2010): 1–9, doi: 10.1111/j.1365-2249.2010.04139.x.
11. Michael Ollove, "States Limiting Patient Costs for High-Priced Drugs," Pew Charitable Trusts, July 2, 2015, https://www.pewtrusts.org/en/research-and-analysis/blogs/stateline/2015/07/02/states-limiting-patient-costs-for-high-priced-drugs.
12. Canadian Agency for Drugs and Technologies in Health, "Table 4: Cost-Comparison Table of Biologics for the Treatment of Crohn's Disease," *Common Drug Reviews*, Ottawa, 2017, https://www.ncbi.nlm.nih.gov/books/NBK476194/table/app8.t1.
13. American Autoimmune Related Diseases Association, "Autoimmune Disease List," https://www.aarda.org/diseaselist.
14. Meghan O'Rourke, "What's Wrong with Me?" *New Yorker*, Aug. 26, 2013, https://www.newyorker.com/magazine/2013/08/26/whats-wrong-with-me.
15. Marie Ng et al., "Global, Regional, and National Prevalence of Overweight and Obesity in Children and Adults during 1980–2013: A Systematic Analysis for the Global Burden of Disease Study 2013," *Lancet* 384, no. 9945 (Aug. 30, 2014): 766–81, doi: 10.1016/S0140-6736(14)60460-8, PubMed PMID: 24880830.
16. National Institute of Diabetes and Digestive and Kidney Diseases, "Overweight & Obesity Statistics," https://www.niddk.nih.gov/health-information/health-statistics/overweight-obesity.
17. Mohammad G. Saklayen, "The Global Epidemic of the Metabolic Syndrome," *Current Hypertension Reports* 20, no. 2 (Feb. 2018): 12–20, doi: 10.1007/s11906-018-0812-z. PubMed PMID: 29480368.
18. M. Aguilar et al., "Prevalence of the Metabolic Syndrome in the United States, 2003-2012," *JAMA* 313, no. 9 (2015): 1973–4, doi: 10.1001/jama.2015.4260.

19. American Heart Association, "Cardiovascular Disease: A Costly Burden for America—Projections through 2035," https://healthmetrics.heart.org/wp-content/uploads/2017/10/Cardiovascular-Disease-A-Costly-Burden.pdf.
20. American Heart Association Center for Health Metrics and Evaluation, "Cardiovascular Disease Costs Will Exceed $1 Trillion by 2035, Warns the American Heart Association," press release, Feb. 14, 2017, https://healthmetrics.heart.org/cardiovascular-disease-costs-will-exceed-1-trillion-by-2035-warns-the-american-heart-association.
21. Rebecca Harris et al., "Obesity Is the Most Common Risk Factor for Chronic Liver Disease: Results from a Risk Stratification Pathway Using Transient Elastography," *American Journal of Gastroenterology* 114, no. 11 (Aug. 2019): 1744–52.
22. Center for Disease Control and Prevention, "Cancers Associated with Overweight and Obesity Make Up 40 Percent of Cancers Diagnosed in the United States," press release, Oct. 3, 2017, https://www.cdc.gov/media/releases/2017/p1003-vs-cancer-obesity.html.
23. Theo Vos et al., "Global, Regional, and National Incidence, Prevalence, and Years Lived with Disability for 328 Diseases and Injuries for 195 Countries, 1990–2016: A Systematic Analysis for the Global Burden of Disease Study 2016," *Lancet* 390, no. 10100 (Sept. 2017): 1211–59, doi: 10.1016/S0140-6736
(17)32154-2.
24. Ibid.
25. Parkinson's Foundation, "Statistics," https://www.parkinson.org/Understanding-Parkinsons/Statistics.
26. Autism Speaks, "CDC Increases Estimate of Autism's Prevalence by 15 Percent, to 1 in 59 Children 2018," https://www.autismspeaks.org/science-news/cdc-increases-estimate-autisms-prevalence-15-percent-1-59-children.
27. Mark Rice-Oxley, "Mental Illness: Is There Really a Global Epidemic?" *Guardian*, June 3, 2019.
28. Joseph W. Windsor and Gilaad G. Kaplan, "Evolving Epidemiology of IBD," *Current Gastroenterology Reports* 21, no. 8 (July 2019): 1–9, doi: 10.1007/s11894
-019-0705-6.
29. Katarina Zimmer, "There's a Troubling Rise in Colorectal Cancer among Young Adults," *Scientist*, Aug. 26, 2019.
30. American Cancer Society, "Guideline for Colorectal Cancer Screening," https://www.cancer.org/cancer/colon-rectal-cancer/detection-diagnosis

-staging/acs-recommendations.html; and Andrew M. D. Wolf et al., "Colorectal Cancer Screening for Average-Risk Adults: 2018 Guideline Update from the American Cancer Society," *CA: A Cancer Journal for Clinicians* 68, no. 4 (July/Aug. 2018): 250–81, doi: 10.3322/caac.21457.

31. Francesco De Virgiliis and Simone Di Giovanni, "Lung Innervation in the Eye of a Cytokine Storm: Neuroimmune Interactions and COVID-19," *Nature Reviews Neurology* 16, no. 11 (Jan. 2020): 645–52, doi: 10.1038/s41582-020
-0402-y.
32. Donjete Simnica et al., "The Impact of Western Diet and Nutrients on the Microbiota and Immune Response at Mucosal Interfaces," *Frontiers in Immunology* 8 (July 2017): article 838.

第 2 章　深層連結

1. Johns Hopkins Medicine, "Ayurveda," https://www.hopkinsmedicine.org/health/wellness-and-prevention/ayurveda.
2. René Descartes, *The Method, Meditations and Philosophy of Descartes* (London: Orion, 2004), 15.
3. Wikipedia, "René Descartes," https://en.wikipedia.org/wiki/Ren%C3%A9_Descartes; and Alan Nelson, "Descartes' Dualism and Its Relation to Spinoza's Metaphysics," in: David Cunning, ed., *The Cambridge Companion to Descartes' Meditations* (Cambridge University Press, 2014), 277–98.
4. Wikipedia, "Network Science," https://en.wikipedia.org/wiki/Network_science; and Gosak M et al., "Network science of biological systems at different scales: A review," *Physics of Life Reviews* 24 (2018): 118–35, doi: https://doi.org/10.1016/j.plrev.2017.11.003.
5. C. David Allis and Thomas Jenuwein, "The Molecular Hallmarks of Epigenetic Control," *Nature Reviews Genetics* 17, no. 8 (Aug. 2016): 487–500, doi: 10.1038/nrg.2016.59.
6. Marcus M. Rinschen et al., "Identification of Bioactive Metabolites Using Activity Metabolomics," *Nature Reviews Molecular Cell Biology* 20, no.6 (Feb. 2019): 353–67, doi: 10.1038/s41580-019-0108-4.
7. Maarten Altelaar, Javier Muñoz, and Albert J. R. Heck, "Next-Generation Proteomics: Towards an Integrative View of Proteome Dynamics," *Nature Reviews Genetics* 14, no. 1 (Dec. 2012): 35–48, doi: 10.1038/nrg3356.
8. Pacific Northwest National Laboratory, "Microbiome Science: Confronting Complex Mysteries," https://www.pnnl.gov/microbiome-science.
9. Olaf Sporns, *Discovering the Human Connectome* (Cambridge, MA: MIT

Press, 2012).
10. Diego V. Bohórquez and Rodger A. Liddle, "The Gut Connectome: Making Sense of What You Eat," *Journal of Clinical Investigation* 125, no. 3 (Mar. 2015): 888–90, doi: 10.1172/JCI81121.
11. Sporns, *Discovering the Human Connectome.*
12. Clair R. Martin et al., "The Brain-Gut-Microbiome Axis," *Cellular and Molecular Gastroenterology and Hepatology* 6, no. 2 (Apr. 2018): 133–48, doi: 10.1016/j.jcmgh.2018.04.003, PubMed PMID: 30023410.
13. Erica D. Sonnenburg and Justin L. Sonnenburg, "The Ancestral and Industrialized Gut Microbiota and Implications for Human Health," *Nature Reviews Microbiology* 17, no. 6 (June 2019): 383–90, doi: 10.1038/s41579-019-0191-8.
14. Patrice D. Cani, "How Gut Microbes Talk to Organs: The Role of Endocrine and Nervous Routes," *Molecular Metabolism* 5, no. 9 (May 2016): 743–52, doi: 10.1016/j.molmet.2016.05.011, PubMed PMID: 27617197.
15. Siri Carpenter, "That Gut Feeling," *Monitor on Psychology* 43, no. 8 (Sept. 2012): 50.
16. Michael D. Gershon, *The Second Brain: A Groundbreaking New Understanding of Nervous Disorders of the Stomach and Intestine* (New York: Harper Perennial, 1999).
17. Giuseppe Danilo Vighi et al., "Allergy and the Gastrointestinal System," *Clinical & Experimental Immunology* 153, suppl. 1 (Oct. 2008): 3–6, doi: 10.1111/j.1365-2249.2008.03713.x.
18. John B. Furness et al., "The Gut as a Sensory Organ," *Nature Reviews Gastroenterology & Hepatology* 10, no. 12 (Sept. 2013): 729–40, doi: 10.1038/nrgastro.2013.180.

第 3 章　新興觀點：健康的腸道菌相

1. Abigain Johnson et al., "Daily Sampling Reveals Personalized Diet-Microbiome Associations in Humans," *Cell Host & Microbe* 25, no. 6 (June 2019): 789–802.e5, doi: 10.1016/j.chom.2019.05.005.
2. Jocelyn Kaiser, "There Are About 20,000 Human Genes: So Why Do Scientists Only Study a Small Fraction of Them?" *Science* online, Sept. 18, 2018, https://www.sciencemag.org/news/2018/09/there-are-about-20000-human-genes-so-why-do-scientists-only-study-small-fraction-them.
3. Steve Mao, "Hidden Treasure in the Microbiome," *Science* 365, no. 6458 (Sept. 13, 2019): 1132–33, doi: 10.1126/science.365.6458.1132-g.
4. Mahesh S. Desai et al., "A Dietary Fiber-Deprived Gut Microbiota Degrades

the Colonic Mucus Barrier and Enhances Pathogen Susceptibility," *Cell* 167, no. 5 (Nov. 17, 2016): 1339–53.e21, doi: 10.1016/j.cell.2016.10.043.

5. Clinton White House Archives, "President Clinton: Announcing the Completion of the First Survey of the Entire Human Genome 2000," https://clintonwhitehouse3.archives.gov/WH/Work/062600.html.
6. Daniel Aguirre de Cárcer, "The Human Gut Pan-Microbiome Presents a Compositional Core Formed by Discrete Phylogenetic Units," *Scientific Reports* 8, no. 1 (Sept. 2018): article 14069, doi: 10.1038/s41598-018-32221-8, PubMed PMID: 30232462.
7. Catherine A. Lozupone et al., "Diversity, Stability and Resilience of the Human Gut Microbiota," *Nature* 489, no. 7415 (Sept. 13, 2012): 220–30, doi: 10.1038/nature11550.
8. Martin J. Blaser and Stanley Falkow, "What Are the Consequences of the Disappearing Human Microbiota?" *Nature Reviews Microbiology* 7, no. 12 (Nov. 2009): 887–94, doi: 10.1038/nrmicro2245.
9. Christoph A. Thaiss et al., "Transkingdom Control of Microbiota Diurnal Oscillations Promotes Metabolic Homeostasis," *Cell* 159, no. 3 (Oct. 23, 2014): 514–29, doi: 10.1016/j.cell.2014.09.048.
10. Christoph A. Thaiss et al., "Microbiota Diurnal Rhythmicity Programs Host Transcriptome Oscillations," *Cell* 167, no. 6 (Dec. 2016): 1495–1510.e12, doi: 10.1016/j.cell.2016.11.003.
11. Gabriela K. Fragiadakis et al., "Links between Environment, Diet, and the Hunter-Gatherer Microbiome," *Gut Microbes* 10, no. 2 (Aug. 2019): 216–27, doi: 10.1080/19490976.2018.1494103, PubMed PMID: 30118385.
12. Samuel A. Smits et al., "Seasonal Cycling in the Gut Microbiome of the Hadza Hunter-Gatherers of Tanzania," *Science* 357, no. 6353 (Aug. 25, 2017): 802–6, doi: 10.1126/science.aan4834.
13. Carlotta De Filippo et al., "Impact of Diet in Shaping Gut Microbiota Revealed by a Comparative Study in Children from Europe and Rural Africa," *Proceedings of the National Academy of Sciences* 107, no. 33 (Aug. 2010): 14691–6, doi: 10.1073/pnas.1005963107.
14. Geneviève Dubois et al., "The Inuit Gut Microbiome Is Dynamic Over Time and Shaped by Traditional Foods," *Microbiome* 5, no. 1 (Nov. 2017): 151, doi: 10.1186/s40168-017-0370-7, PubMed PMID: 29145891.
15. Pajau Vangay et al., "US Immigration Westernizes the Human Gut Microbiome," *Cell* 175, no. 4 (Nov. 2018): 962–72.e10, doi: 10.1016/j.cell.2018.10.029, PubMed PMID: 30388453.
16. Erica D. Sonnenburg and Justin L. Sonnenburg, "The Ancestral and Industri-

alized Gut Microbiota and Implications for Human Health," *Nature Reviews Microbiology* 17, no. 6 (June 2019): 383–90, doi: 10.1038/s41579-019-0191-8.

17. Maria Dominguez Bello et al.,"Preserving Microbial Diversity—Microbiota from Humans of All Cultures Are Needed to Ensure the Health of Future Generations," *Science* 362, no. 6410 (October 2018): 33–34.
18. Marta Selma-Royo et al., "Shaping Microbiota During the First 1,000 Days of Life," in: Stefano Guandalini and Flavia Indrio, eds., *Probiotics and Child Gastrointestinal Health*, Advances in Microbiology, Infectious Diseases and Public Health, vol. 10 (Cham, Switzerland: Springer International Publishing, 2019), 3–24.
19. Suma Magge and Anthony Lembo, "Low-FODMAP Diet for Treatment of Irritable Bowel Syndrome," *Gastroenterology & Hepatology* (NY) 8, no. 11 (Nov. 2012): 739–45, PubMed PMID: 24672410.
20. Karen L. Chen and Zeynep Madak Erdogan, "Estrogen and Microbiota Crosstalk: Should We Pay Attention?" *Trends in Endocrinology and Metabolism* 27, no. 11 (Aug. 2016): 752–55, doi: https://doi.org/10.1016/j.tem.2016.08.001.

第 4 章　壓力和腦部疾病

1. Andrea H. Weinberger et al., "Trends in Depression Prevalence in the USA from 2005 to 2015: Widening Disparities in Vulnerable Groups," *Psychological Medicine* 48, no. 8 (Oct. 2017): 1308–15, doi: 10.1017/S0033291717002781. Olle Hagnell et al., "Prevalence of Mental Disorders, Personality Traits and Mental Complaints in the Lundby Study: A Point Prevalence Study of the 1957 Lundby Cohort of 2,612 Inhabitants of a Geographically Defined Area Who Were Re-Examined in 1972 Regardless of Domicile," *Scandinavian Journal of Social Medicine Supplementum* 50 (1994): 1–77, doi: 10.2307/45199764.
2. Bruno Giacobbo et al., "Brain-Derived Neurotrophic Factor in Brain Disorders: Focus on Neuroinflammation," *Molecular Neurobiology* 56, no. 5 (May 2019): 3295–3312, doi: 10.1007/s12035-018-1283-6, PubMed PMID: 30117106.
3. Keenan A. Walker, "Inflammation and Neurodegeneration: Chronicity Matters," *Aging* (Albany, NY) 11, no. 1 (Dec. 2018): 3–4, doi: 10.18632/aging.101704,
PubMed PMID: 30554190.
4. Huiying Wang et al., "*Bifidobacterium longum* 1714™ Strain Modulates Brain

Activity of Healthy Volunteers During Social Stress," *American Journal of Gastroenterology* 114, no. 7 (July 2019): 1152–62.

5. Siddhartha Ghosh et al., "Intestinal Barrier Dysfunction, Lps Translocation and Disease Development," *Journal of the Endocrine Society* 4, no. 2 (February 2020): bvz039.
6. Pauline Luczynski et al., "Growing Up in a Bubble: Using Germ-Free Animals to Assess the Influence of the Gut Microbiota on Brain and Behavior," *International Journal of Neuropsychopharmacology* 19, no. 8 (Feb. 2016): pyw020, doi: 10.1093/ijnp/pyw020, PubMed PMID: 26912607.
7. Arthi Chinna Meyyappan et al., "Effect of Fecal Microbiota Transplant on Symptoms of Psychiatric Disorders: A Systematic Review," *BMC Psychiatry* 20, no. 1 (June 15, 2020): article 299, doi: 10.1186/s12888-020-02654-5.
8. Hai-yin Jiang et al., "Altered Fecal Microbiota Composition in Patients with Major Depressive Disorder," *Brain, Behavior, and Immunity* 48 (Aug. 2015): 186–94, doi: https://doi.org/10.1016/j.bbi.2015.03.016.
9. P. Zheng et al., "Gut Microbiome Remodeling Induces Depressive-like Behaviors Through a Pathway Mediated by the Host's Metabolism," *Molecular Psychiatry* 21, no. 6 (June 2016): 786–96, doi: 10.1038/mp.2016.44; and John Richard Kelly et al., "Transferring the Blues: Depression-Associated Gut Microbiota Induces Neurobehavioural Changes in the Rat," *Journal of Psychiatric Research* 82 (July 2016): 109–18, doi: https://doi.org/10.1016/j.jpsychires.2016.07.019.
10. Trisha A. Jenkins et al., "Influence of Tryptophan and Serotonin on Mood and Cognition with a Possible Role of the Gut-Brain Axis," *Nutrients* 8, no. 1 (Jan. 2016): 56, doi: 10.3390/nu8010056, PubMed PMID: 26805875.
11. Clair R. Martin et al., "The Brain-Gut-Microbiome Axis," *Cellular and Molecular Gastroenterology and Hepatology* 6, no. 2 (Apr. 2018): 133–48, doi: 10.1016/j.jcmgh.2018.04.003, PubMed PMID: 30023410.
12. Jessica M. Yano et al., "Indigenous Bacteria from the Gut Microbiota Regulate Host Serotonin Biosynthesis," *Cell* 161, no. 2 (Apr. 2015): 264–76, doi: 10.1016/j.cell.2015.02.047.
13. Thomas C. Fung et al., "Intestinal Serotonin and Fluoxetine Exposure Modulate Bacterial Colonization in the Gut," *Nature Microbiology* 4, no. 12 (Dec. 2019): 2064–73, doi: 10.1038/s41564-019-0540-4, PubMed PMID: 31477894.
14. Robert L. Stephens and Yvette Tache, "Intracisternal Injection of a TRH Analogue Stimulates Gastric Luminal Serotonin Release in Rats," *American Journal of Physiology: Gastrointestinal and Liver Physiology* 256, no. 2 (Feb.

1989): G377–G383, doi: 10.1152/ajpgi.1989.256.2.G377.
15. Vadim Osadchiy, Clair R. Martin, and Emeran A. Mayer, "Gut Microbiome and Modulation of CNS Function," *Comprehensive Physiology* 10, no. 1 (Dec. 18, 2019): 57–72, doi: doi:10.1002/cphy.c180031.
16. Ibid.
17. Iona A. Marin et al., "Microbiota Alteration Is Associated with the Development of Stress-Induced Despair Behavior," *Nature Scientific Reports* 7, no. 1 (Mar. 7, 2017): article 43859, doi: 10.1038/srep43859.
18. Vadim Osadchiy et al., "Correlation of Tryptophan Metabolites with Connectivity of Extended Central Reward Network in Healthy Subjects," *PloS One* 13, no. 8 (Aug. 2018): e0201772, doi: 10.1371/journal.pone.0201772, PubMed PMID: 30080865.
19. Christopher Brydges et al., for the Mood Disorders Precision Medicine Consortium, "Indoxyl Sulfate, a Gut Microbiome-Derived Uremic Toxin, Is Associated with Psychic Anxiety and Its Functional Magnetic Resonance Imaging-Based Neurologic Signature," doi: https://doi.org/10.1101/2020.12.08.388942.
20. Andrew C. Peterson and Chiang-Shan R. Li, "Noradrenergic Dysfunction in Alzheimer's and Parkinson's Diseases—An Overview of Imaging Studies," *Frontiers in Aging Neuroscience* 10 (May 1, 2018): article 127.
21. R. Alberto Travagli and Laura Anselmi, "Vagal Neurocircuitry and Its Influence on Gastric Motility," *Nature Reviews Gastroenterology & Hepatology* 13, no. 7 (May 2016): 389–401, doi: 10.1038/nrgastro.2016.76.
22. Andrée-Anne Poirier et al., "Gastrointestinal Dysfunctions in Parkinson's Disease: Symptoms and Treatments," *Parkinson's Disease* 2016, article 6762528, doi: 10.1155/2016/6762528.
23. Ibid.
24. Han-Lin Chiang and Chin-Hsien Lin, "Altered Gut Microbiome and Intestinal Pathology in Parkinson's Disease," *Journal of Movement Disorders* 12, no. 2 (May 2019): 67–83, doi: 10.14802/jmd.18067, PubMed PMID: 31158941.
25. Sara Gerhardt and Hasan Mohajeri, "Changes of Colonic Bacterial Composition in Parkinson's Disease and Other Neurodegenerative Diseases," *Nutrients* 10, no. 6 (June 2018): 708, doi: 10.3390/nu10060708.
26. Marcus M. Unger et al., "Short Chain Fatty Acids and Gut Microbiota Differ between Patients with Parkinson's Disease and Age-Matched Controls," *Parkinsonism & Related Disorders* 32 (Aug. 2016): 66–72, doi: https://doi.org/10.1016/j.parkreldis.2016.08.019.
27. Leo Galland, "The Gut Microbiome and the Brain," *Journal of Medicinal Food*

17, no. 12 (Nov. 2014): 1261–72, doi: 10.1089/jmf.2014.7000, PubMed PMID: 25402818.

28. Vayu Maini Rekdal et al., "Discovery and Inhibition of an Interspecies Gut Bacterial Pathway for Levodopa Metabolism," *Science* 364, no. 6445 (June 14, 2019): eaau6323, doi: 10.1126/science.aau6323.
29. Institute of Medicine, *Sleep Disorders and Sleep Deprivation: An Unmet Public Health Problem* (Washington, DC: National Academies Press, 2006).
30. Carlos H. Schenck, Bradley F. Boeve, and Mark W. Mahowald, "Delayed Emergence of a Parkinsonian Disorder in 38% of 29 Older Men Initially Diagnosed with Idiopathic Rapid Eye Movement Sleep Behavior Disorder," *Neurology* 46, no. 2 (Feb. 1996): 388–93, doi: 10.1212/WNL.46.2.388.
31. Sadie Costello et al., "Parkinson's Disease and Residential Exposure to Maneb and Paraquat from Agricultural Applications in the Central Valley of California," *American Journal of Epidemiology* 169, no. 8 (Apr. 2009): 919–26, doi: 10.1093/aje/kwp006.
32. National Pesticide Information Center, "Diazinon," http://npic.orst.edu/fact sheets/Diazgen.html.
33. Alzheimer's Association, "Alzheimer's Disease Facts and Figures," https://www.alz.org/alzheimers-dementia/facts-figures.
34. Judy George, "Gut-Liver-Brain Interactions Tied to Alzheimer's," July 26, 2018, https://www.medpagetoday.com/meetingcoverage/aaic/74246.
35. Kwangsik Nho et al., Alzheimer's Disease Neuroimaging I, the Alzheimer Disease Metabolomics C, "Altered Bile Acid Profile in Mild Cognitive Impairment and Alzheimer's Disease: Relationship to Neuroimaging and CSF Biomarkers," *Alzheimer's & Dementia* 15, no. 2 (Feb. 2019): 232–44, doi: 10.1016/j.jalz.2018.08.012, PubMed PMID: 30337152.
36. Matthew McMillin and Sharon DeMorrow, "Effects of Bile Acids on Neurological Function and Disease," *FASEB Journal* 30, no. 11 (Nov. 2016): 3658–68, doi: 10.1096/fj.201600275R.
37. Kwangsik Nho et al., "Altered Bile Acid Profile in Mild Cognitive Impairment and Alzheimer's Disease: Relationship to Neuroimaging and CSF Biomarkers," *Alzheimer's & Dementia* 15, no. 2 (February 2019): 232–244, doi: 10.1016/j
.jalz.2018.08.012; Siamak Mahmoudian Dehkordi et al., "Altered Bile Acid Profile Associates with Cognitive Impairment in Alzheimer's Disease—An Emerging Role for Gut Microbiome," *Alzheimer's & Dementia* 15, no. 1 (January 2019): 76–92, doi: 10.1016/j.Jalz2018.07217.
38. Dianne Price, "Autism Symptoms Reduced Nearly 50% 2 Years after Fecal

Transplant," Apr. 9, 2019, https://asunow.asu.edu/20190409-discoveries-autism-symptoms-reduced-nearly-50-percent-two-years-after-fecal-transplant.

39. David Q. Beversdorf, Hanna E. Stevens, and Karen L. Jones, "Prenatal Stress, Maternal Immune Dysregulation, and Their Association with Autism Spectrum Disorders," *Current Psychiatry Reports* 20, no. 9 (Aug. 2018): article 76, doi: 10.1007/s11920-018-0945-4, PubMed PMID: 30094645.
40. Helen E. Vuong and Elaine Y. Hsiao, "Emerging Roles for the Gut Microbiome in Autism Spectrum Disorder," *Biological Psychiatry* 81, no. 5 (Mar. 1, 2017): 411–23, doi: 10.1016/j.biopsych.2016.08.024, PubMed PMID: 27773355.
41. Katherine M. Flegal et al., "Prevalence and Trends in Obesity among US Adults, 1999–2008," *Journal of the American Medical Association* 303, no. 3 (Jan. 2010): 235–41, doi: 10.1001/jama.2009.2014; and R. Bethene Ervin, "Prevalence of Metabolic Syndrome among Adults 20 Years of Age and Over, by Sex, Age, Race and Ethnicity, and Body Mass Index: United States, 2003–2006," National Health Statistics Reports, no. 13 (2009): 1–7, PubMed PMID: 19634296.
42. Rosa Krajmalnik-Brown et al., "Gut Bacteria in Children with Autism Spectrum Disorders: Challenges and Promise of Studying How a Complex Community Influences a Complex Disease," *Microbial Ecology in Health and Disease* 26 (Mar. 2015): article 26914, doi: 10.3402/mehd.v26.26914, PubMed PMID: 25769266.
43. Dae-Wook Kang et al., "Reduced Incidence of *Prevotella* and Other Fermenters in Intestinal Microflora of Autistic Children," *PLoS One* 8, no. 7 (July 3, 2013): e68322, doi: 10.1371/journal.pone.0068322.
44. Dae-Wook Kang et al., "Microbiota Transfer Therapy Alters Gut Ecosystem and Improves Gastrointestinal and Autism Symptoms: An Open-Label Study," *Microbiome* 5, no. 1 (Jan. 2017): 10, doi: 10.1186/s40168-016-0225-7.
45. Dae-Wook Kang et al., "Long-Term Benefit of Microbiota Transfer Therapy on Autism Symptoms and Gut Microbiota," *Nature Scientific Reports* 9, no. 1 (Apr. 2019): 5821, doi: 10.1038/s41598-019-42183-0.
46. Dianne Price, "Autism Symptoms Reduced Nearly 50% 2 Years after Fecal Transplant," *ASU News*, April 9, 2019, https://asunow.asu.edu/20190409-discoveries-autism-symptoms-reduced-nearly-50-percent-two-years-after-fecal-transplant.
47. Kate Julian, "What Happened to American Childhood?" *Atlantic*, May 2020,

https://www.theatlantic.com/magazine/archive/2020/05/childhood-in-an-anxious-age/609079.
48. Iona A. Marin et al., "Microbiota Alteration Is Associated with the Development of Stress-Induced Despair Behavior," *Nature Scientific Reports* 7, no. 1 (Mar. 7, 2017): article 43859, doi: 10.1038/srep43859.

第 5 章　飲食如何調節腸腦菌網絡

1. Isabella Meira et al., "Ketogenic Diet and Epilepsy: What We Know So Far," *Frontiers in Neuroscience* 13 (Jan. 2019): article 5, doi: 10.3389/fnins.2019.00005, PubMed PMID: 30760973.
2. Martin Kohlmeier, *Nutrient Metabolism: Structures, Functions, and Genes*, 2nd ed. (Cambridge, MA: Academic Press, 2015), 111–86.
3. Christine Olson, Helen Vuong, and Jessica M. Yano, "The Gut Microbiota Mediates the Anti-Seizure Effects of the Ketogenic Diet," *Cell* 173, no. 7 (May 2018): 1728–41.e13, doi: 10.1016/j.cell.2018.04.027.
4. Victoria M. Gershuni, Stephanie L. Yan, and Valentina Medici, "Nutritional Ketosis for Weight Management and Reversal of Metabolic Syndrome," *Current Nutrition Reports* 7, no. 3 (Sept. 2018): 97–106, doi: 10.1007/s13668-018-0235-0.
5. O. Henríquez Sánchez et al., "Adherence to the Mediterranean Diet and Quality of Life in the SUN Project," *European Journal of Clinical Nutrition* 66, no. 3 (Mar. 2012): 360–68, doi: 10.1038/ejcn.2011.146.
6. Maria Shadrina, Elena A. Bondarenko, and Petr A. Slominsky, "Genetics Factors in Major Depression Disease," *Frontiers in Psychiatry* (Sept. 2018): 334, doi: 10.3389/fpsyt.2018.00334.
7. Marc Molendijk et al., "Diet Quality and Depression Risk: A Systematic Review and Dose-Response Meta-Analysis of Prospective Studies," *Journal of Affective Disorders* 226 (Jan. 15, 2018): 346–54, doi: 10.1016/j.jad.2017.09.022.
8. Theodora Psaltopoulou et al., "Mediterranean Diet, Stroke, Cognitive Impairment, and Depression: A Meta-Analysis," *Annals of Neurology* 74, no. 4 (Oct. 2013): 580–91, doi: 10.1002/ana.23944.
9. Almudena Sánchez-Villegas and Ana Sánchez-Tainta, *The Prevention of Cardiovascular Disease through the Mediterranean Diet*, 1st ed. (Cambridge, MA: Academic Press, 2017).
10. Natalie Parletta et al., "A Mediterranean-Style Dietary Intervention Supplemented with Fish Oil Improves Diet Quality and Mental Health in People with Depression: A Randomized Controlled Trial

(HELFIMED)," *Nutritional Neuroscience* 22, no. 1 (Dec. 2017): 1–14, doi: 10.1080/1028415X.2017.1411320.

11. Felice N. Jacka et al., "A Randomised Controlled Trial of Dietary Improvement for Adults with Major Depression (the 'SMILES' Trial)," *BMC Medicine* 15, no. 1 (Jan. 30, 2017): article 23, doi: 10.1186/s12916-017-0791-y.
12. Food and Mood Centre, The SMILEs Trial, https://foodandmoodcentre.com.au/smiles-trial.
13. Paola Vitaglione et al., "Biomarkers of Intake of a Mediterranean Diet: Which Contribution from the Gut Microbiota?" *Nutrition, Metabolism and Cardiovascular Diseases* 29, no. 8 (Aug. 2019): 880, doi: 10.1016/j.numecd.2019.05.034.
14. Scott C. Anderson, John F. Cryan, and Ted Dinan, *The Psychobiotic Revolution: Mood, Food, and the New Science of the Gut-Brain Connection* (Washington, DC: National Geographic, 2017).
15. Asma Kazemi et al., "Effect of Probiotic and Prebiotic vs Placebo on Psychological Outcomes in Patients with Major Depressive Disorder: A Randomized Clinical Trial," *Clinical Nutrition* (Edinburgh) 38, no. 2 (Apr. 2019): 522–28, doi: 10.1016/j.clnu.2018.04.010, PubMed PMID: 29731182.
16. R. F. Slykerman et al., "Effect of *Lactobacillus rhamnosus* HN001 in Pregnancy on Postpartum Symptoms of Depression and Anxiety: A Randomised Double-Blind Placebo-Controlled Trial," *EBioMedicine* 24C (Sept. 2017): 159–65, doi: 10.1016/j.ebiom.2017.09.013.
17. Amory Meltzer and Judy Van de Water, "The Role of the Immune System in Autism Spectrum Disorder," *Neuropsychopharmacology* 42, no. 1 (Jan. 2017): 284–98, doi: 10.1038/npp.2016.158.
18. Charlotte Madore et al., "Neuroinflammation in Autism: Plausible Role of Maternal Inflammation, Dietary Omega 3, and Microbiota," *Neural Plasticity* 2016, no. 3: 1–15, doi: 10.1155/2016/3597209, PubMed PMID: 27840741.
19. Jun Ma et al., "High-Fat Maternal Diet During Pregnancy Persistently Alters the Offspring Microbiome in a Primate Model," *Nature Communications* 5, no. 1 (2014): article 3889, doi: 10.1038/ncomms4889.
20. Shelly A. Buffington et al., "Microbial Reconstitution Reverses Maternal Diet-Induced Social and Synaptic Deficits in Offspring," *Cell* 165, no. 7 (June 2016): 1762–75, doi: 10.1016/j.cell.2016.06.001, PubMed PMID: 27315483.
21. Richard H. Sandler et al., "Short-Term Benefit from Oral Vancomycin Treatment of Regressive-Onset Autism," *Journal of Child Neurology* 15, no. 7 (Aug. 2000): 429–35, doi: 10.1177/088307380001500701.

22. Felice N. Jacka et al., "Western Diet Is Associated with a Smaller Hippocampus: A Longitudinal Investigation," *BMC Medicine* 13, no. 1 (Sept. 2015): article 215, doi: 10.1186/s12916-015-0461-x, PubMed PMID: 26349802.
23. National Heart, Lung, and Blood Institute, "DASH Eating Plan," https://www.nhlbi.nih.gov/health-topics/dash-eating-plan.
24. Martha Clare Morris et al., "MIND Diet Slows Cognitive Decline with Aging," *Alzheimer's & Dementia* 11, no. 9 (Sept. 2015): 1015–22, doi: 10.1016/j.jalz.2015.04.011.
25. Marta Grochowska, Tomasz Laskus, and Marek Radkowski, "Gut Microbiota in Neurological Disorders," *Archivum Immunologiae et Therapiae Experimentalis* 67, no. 6 (Oct. 2019): 375–83, doi: 10.1007/s00005-019-00561-6.
26. Rasnik K. Singh et al., "Influence of Diet on the Gut Microbiome and Implications for Human Health," *Journal of Translational Medicine* 15, no. 1 (Apr. 8, 2017): article 73, doi: 10.1186/s12967-017-1175-y, PubMed PMID: 28388917.
27. Tarini Shankar Ghosh et al., "Mediterranean Diet Intervention Alters the Gut Microbiome in Older People Reducing Frailty and Improving Health Status: The NU-AGE 1-Year Dietary Intervention Across Five European Countries," *Gut* 67, no. 7 (Feb. 2020): 1218–28, doi: 10.1136/gutjnl-2019-319654.
28. Siamak Mahmoudiandehkordi et al., "Altered Bile Acid Profile Associates with Cognitive Impairment in Alzheimer's Disease—an Emerging Role for Gut Microbiome," *Alzheimer's & Dementia* 15, no. 1 (Oct. 2019): 76–92, doi: 10.1016/j.jalz.2018.07.217, PubMed PMID: 30337151.

第 6 章　擴大連結：運動和睡眠如何影響我們的腸道菌相

1. Yanping Li et al., "Healthy Lifestyle and Life Expectancy Free of Cancer, Cardiovascular Disease, and Type 2 Diabetes: Prospective Cohort Study," *British Medical Journal* 368 (Jan. 2020): article l6669, doi: 10.1136/bmj.l6669, PubMed PMID: 31915124.
2. Solja T. Nyberg et al., "Association of Healthy Lifestyle with Years Lived without Major Chronic Diseases," *JAMA Internal Medicine* 180, no. 5 (May 2020): 1–10, doi: 10.1001/jamainternmed.2020.0618, PubMed PMID: 32250383.
3. Cassie M. Mitchell et al., "Does Exercise Alter Gut Microbial Composition? A Systematic Review," *Medicine and Science in Sports and Exercise* 51, no. 1 (Aug. 2018), 160–67, doi: 10.1249/MSS.0000000000001760.

4. Siobhan F. Clarke et al., "Exercise and Associated Dietary Extremes Impact on Gut Microbial Diversity," *Gut* 63, no. 12 (Dec. 2014): 1913–20, doi: 10.1136/gutjnl-2013-306541, PubMed PMID: 25021423.
5. Jacob Allen et al., "Exercise Alters Gut Microbiota Composition and Function in Lean and Obese Humans," *Medicine & Science in Sports & Exercise* 50, no. 4 (Apr. 2018): 747–57.
6. J. Philip Karl et al., "Changes in Intestinal Microbiota Composition and Metabolism Coincide with Increased Intestinal Permeability in Young Adults under Prolonged Physiological Stress," *American Journal of Physiology—Gastrointestinal and Liver Physiology* 312, no. 6 (June 2017): G559–G571, doi: 10.1152/ajpgi.00066.2017.
7. Núria Mach and Dolors Fuster-Botella, "Endurance Exercise and Gut Microbiota: A Review," *Journal of Sport and Health Science* 6, no. 2 (May 2017): 179–97, doi: 10.1016/j.jshs.2016.05.001, PubMed PMID: 30356594.
8. Erick Prado de Oliveira, Roberto Carlos Burini, and Asker Jeukendrup, "Gastrointestinal Complaints During Exercise: Prevalence, Etiology, and Nutritional Recommendations," *Sports Medicine* 44, suppl.1 (2014): S79–S85, doi: 10.1007/s40279-014-0153-2, PubMed PMID: 24791919.
9. David Ferry, "Does Your Gut Hold the Secret to Performance?" Outside, Jan. 15, 2018, https://www.outsideonline.com/2274441/no-gut-no-glory.
10. Jonathan Scheiman et al., "Meta-omics Analysis of Elite Athletes Identifies a Performance-Enhancing Microbe That Functions via Lactate Metabolism," *Nature Medicine* 25, no. 7 (July 2019): 1104–9, doi: 10.1038/s41591-019-0485-4.
11. Abiola Keller et al., "Does the Perception That Stress Affects Health Matter? The Association with Health and Mortality," *Health Psychology* 31, no. 5 (Sept. 2012): 677–84, doi: 10.1037/a0026743; and Kari Leibowitz and Alia Crum, "In Stressful Times, Make Stress Work for You," *New York Times*, Apr. 1, 2020.
12. Alana Conner et al., "Americans' Health Mindsets: Content, Cultural Patterning, and Associations with Physical and Mental Health," *Annals of Behavioral Medicine* 53, no. 4 (June 2018): 321–32, doi: 10.1093/abm/kay041.
13. Michael Pollan, "Our National Eating Disorder," *New York Times Magazine*, Oct. 17, 2004, https://www.nytimes.com/2004/10/17/magazine/our-national-eating-disorder.html.
14. Paul N. Rozin et al., "Attitudes to Food and the Role of Food in Life in the USA, Japan, Flemish Belgium, and France: Possible Implications for the Diet-Health Debate," *Appetite* 33, no. 2 (Oct. 1999): 163–80, doi: https://doi

.org/10.1006/appe.1999.0244.
15. Kaitlin Woolley and Ayelet Fishbach, "For the Fun of It: Harnessing Immediate Rewards to Increase Persistence in Long-Term Goals," *Journal of Consumer Research* 42, no. 6 (Apr. 2016): 952–66, doi: 10.1093/jcr/ucv098.
16. Bradley P. Turnwald et al., "Increasing Vegetable Intake by Emphasizing Tasty and Enjoyable Attributes: A Randomized Controlled Multisite Intervention for Taste-Focused Labeling," *Psychological Science* 30, no. 11 (Nov. 2019): 1603–15, doi: 10.1177/0956797619872191.
17. Bradley P. Turnwald, Danielle Z. Boles, and Alia J. Crum, "Association between Indulgent Descriptions and Vegetable Consumption: Twisted Carrots and Dynamite Beets," *JAMA Internal Medicine* 177, no. 8 (Aug. 2017): 1216–18, doi: 10.1001/jamainternmed.2017.1637.
18. Luciana Besedovsky, Tanja Lange, and Monika Haack, "The Sleep-Immune Crosstalk in Health and Disease," *Physiological Reviews* 99, no. 3 (July 1, 2019): 1325–80, doi: 10.1152/physrev.00010.2018, PubMed PMID: 30920354.
19. Christoph A. Thaiss et al., "Transkingdom Control of Microbiota Diurnal Oscillations Promotes Metabolic Homeostasis," *Cell* 159, no. 3 (Oct. 2014): 514–29, doi: 10.1016/j.cell.2014.09.048.

第 7 章　恢復健康的腸道菌相

1. Chana Davis, "How Much Protein Do I Need?" https://medium.com/@chanapdavis/how-much-protein-do-you-need-37143cb0d499.
2. Jiaqui Huang et al., "Association between Plant and Animal Protein Intake and Overall and Cause-Specific Mortality," *JAMA Internal Medicine* 180, no. 9 (Sept. 1, 2020): 1173–84, doi: 10.1001/jamainternmed.2020.2790.
3. Katríona E. Lyons et al., "Breast Milk, a Source of Beneficial Microbes and Associated Benefits for Infant Health," *Nutrients* 12, no. 4 (Apr. 2020): article 1039, doi: 10.3390/nu12041039, PubMed PMID: 32283875.
4. Šárka Musilová et al., "Beneficial Effects of Human Milk Oligosaccharides on Gut Microbiota," *Beneficial Microbes* 5, no. 3 (Sept. 2014): 273–83, doi: 10.3920/bm2013.0080, PubMed PMID: 24913838.
5. Michael Pollan, "Some of My Best Friends Are Germs," *New York Times Magazine*, May 15, 2013, https://www.nytimes.com/2013/05/19/magazine/say-hello-to-the-100-trillion-bacteria-that-make-up-your-microbiome.html.
6. Long Ge et al., "Comparison of Dietary Macronutrient Patterns of 14 Popular Named Dietary Programmes for Weight and Cardiovascular Risk Factor Reduction In Adults: Systematic Review and Network Meta-Analysis of Randomised

Trials," *British Medical Journal* 369 (2020): m696, doi: 10.1136/bmj.m696.
7. John B. Furness and David M. Bravo, "Humans as Cucinivores: Comparisons with Other Species," *Journal of Comparative Physiology B* 185, no. 8 (Dec. 2015): 1–10, doi: 10.1007/s00360-015-0919-3.
8. D. Rosenberg and F. Klimscha, "Prehistoric Dining at Tel Tsaf," *Biblical Archaeological Review* 44, no. 4 (July/August 2018).
9. Ibid.
10. Erica D. Sonnenburg and Justin L. Sonnenburg, "Starving Our Microbial Self: The Deleterious Consequences of a Diet Deficient in Microbiota-Accessible Carbohydrates," *Cell Metabolism* 20, no. 5 (Aug. 2014): 779–86, doi: 10.1016 /j.cmet.2014.07.003, PubMed PMID: 25156449.
11. David Klurfeld et al., "Considerations for Best Practices in Studies of Fiber or Other Dietary Components and the Intestinal Microbiome," *American Journal of Physiology—Endocrinology and Metabolism* 315, no. 6 (Aug. 2018): E1087–E1097, doi: 10.1152/ajpendo.00058.2018.
12. Boushra Dalile et al., "The Role of Short-Chain Fatty Acids in Microbiota-Gut-Brain Communication," *Nature Reviews Gastroenterology & Hepatology* 16, no. 8 (Aug. 2019): 461–78, doi: 10.1038/s41575-019-0157-3.
13. Sonnenburg and Sonnenburg, "Starving Our Microbial Self."
14. Denis P. Burkitt, Alec R. P. Walker, and Neil S. Painter, "Effect of Dietary Fibre on Stools and Transit Times, and Its Role in the Causation of Disease," *Lancet* 300, no. 7792 (Dec. 30, 1972): 1408–11, doi: 10.1016/S0140 -6736(72)92974-1.
15. Sonnenburg and Sonnenburg, "Starving Our Microbial Self."
16. Jan-Hendrik Hehemann et al., "Bacteria of the Human Gut Microbiome Catabolize Red Seaweed Glycans with Carbohydrate-Active Enzyme Updates from Extrinsic Microbes," *Proceedings of the National Academy of Sciences* 109, no. 48 (Nov. 2012): 19786–91, doi: 10.1073/pnas.1211002109, PubMed PMID: 23150581.
17. Sonnenburg and Sonnenburg, "Starving Our Microbial Self."
18. Boushra Dalile et al., "The Role of Short-Chain Fatty Acids in Microbiota-Gut-Brain Communication," *Nature Review Gastroenterology & Hepatology* 16, no. 8 (Aug. 2019): 461–78; Erica Sonnenburg and Justin Sonnenburg, "Starving Our Microbial Self: The Deleterious Consequences of a Diet Deficient in Microbiota-Accessible Carbohydrates," *Cell Metabolism* 20, no. 5 (November 2014): 779–786.
19. Fernando Cardona et al., "Benefits of Polyphenols on Gut Microbiota and

Implications in Human Health," *Journal of Nutritional Biochemistry* 24, no. 8 (Aug. 2013): 1415–22, doi: https://doi.org/10.1016/j.jnutbio.2013.05.001.
20. Senem Kamiloglu et al., "Anthocyanin Absorption and Metabolism by Human Intestinal Caco-2 Cells: A Review," *International Journal of Molecular Science* 16, no. 9 (Sept. 8, 2015): 21555–74, doi: 10.3390/ijms160921555, PubMed PMID: 26370977.
21. Colin D. Kay et al., "Anthocyanins and Flavanones Are More Bioavailable Than Previously Perceived: A Review of Recent Evidence," *Annual Review of Food Science and Technology* 8, no. 1 (Feb. 28, 2017): 155–80, doi: 10.1146 /annurev-food-030216-025636.
22. Dagfinn Aune et al., "Fruit and Vegetable Intake and the Risk of Cardiovascular Disease, Total Cancer, and All-Cause Mortality: A Systematic Review and Dose-Response Meta-Analysis of Prospective Studies," *International Journal of Epidemiology* 46, no. 3 (June 1, 2017): 1029–56, doi: 10.1093/ije/dyw319, PubMed PMID: 28338764.
23. Ke Shen, Bin Zhang, and Qiushi Feng, "Association between Tea Consumption and Depressive Symptom among Chinese Older Adults," *BMC Geriatrics* 19, no. 1 (Sept. 2019): article 246, doi: 10.1186/s12877-019-1259-z.
24. Louise Hartley et al., "Green and Black Tea for the Primary Prevention of Cardiovascular Disease," *Cochrane Database of Systematic Reviews* 6, no. 6 (June 2013): article CD009934, doi: 10.1002/14651858.CD009934. pub2, PubMed PMID: CD009934; Shinichi Kuriyama, "The Relation between Green Tea Consumption and Cardiovascular Disease as Evidenced by Epidemiological Studies," *Journal of Nutrition* 138, no. 8 (Aug. 2008): 1548S–1553S, doi: 10.1093/jn/138.8.1548S; Taichi Shimazu et al., "Dietary Patterns and Cardiovascular Disease Mortality in Japan: A Prospective Cohort Study," *International Journal of Epidemiology* 36, no. 3 (June 2007): 600–609, doi: 10.1093
/ije/dym005; and P. Elliott Miller et al., "Associations of Coffee, Tea, and Caffeine Intake with Coronary Artery Calcification and Cardiovascular Events," *American Journal of Medicine* 130, no. 2 (Feb. 2017): 188–97, doi: 10.1016/j .amjmed.2016.08.038, PubMed PMID: 27640739.
25. Sabu M. Chacko et al., "Beneficial Effects of Green Tea: A Literature Review," *Chinese Medicine* 5, no. 1 (Apr. 2010): 13, doi: 10.1186/1749-8546-5-13, PubMed PMID: 20370896.
26. Shen, Zhang, and Feng, "Association between Tea Consumption and Depressive Symptom."
27. Naghma Khan and Hasan Mukhtar, "Tea Polyphenols for Health Promotion,"

Life Sciences 81, no. 7 (Aug. 2007): 519–33, doi: 10.1016/j.lfs.2007.06.011, PubMed PMID: 17655876.

28. Fei-Yan Fan, Li-Xuan Sang, and Min Jiang, "Catechins and Their Therapeutic Benefits to Inflammatory Bowel Disease," *Molecules* 22, no. 3 (Mar. 19, 2017): 484, doi: 10.3390/molecules22030484, PubMed PMID: 28335502.
29. Carolina Cueva et al., "An Integrated View of the Effects of Wine Polyphenols and Their Relevant Metabolites on Gut and Host Health," *Molecules* 22, no. 1 (Jan. 6, 2017): 99, doi: 10.3390/molecules22010099, PubMed PMID: 28067835.
30. Caroline Le Roy et al., "Red Wine Consumption Associated with Increased Gut Microbiota α-Diversity in 3 Independent Cohorts," *Gastroenterology* 158, no. 1 (Aug. 2020): 270-272.e2, doi: 10.1053/j.gastro.2019.08.024.
31. Ibid.
32. Alexander Yashin et al., "Antioxidant Activity of Spices and Their Impact on Human Health: A Review," *Antioxidants* (Basel) 6, no. 3 (Sept. 2017): 70, doi: 10.3390/antiox6030070.
33. Nassima Talhaoui et al., "From Olive Fruits to Olive Oil: Phenolic Compound Transfer in Six Different Olive Cultivars Grown under the Same Agronomical Conditions," *International Journal of Molecular Science* 17, no. 3 (Mar. 2016): 337, doi: 10.3390/ijms17030337, PubMed PMID: 26959010.
34. Lara Costantini et al., "Impact of Omega-3 Fatty Acids on the Gut Microbiota," *International Journal of Molecular Science* 18, no. 12 (Dec. 2017): 2645, doi: 10.3390/ijms18122645; and Henry Watson et al., "A Randomised Trial of the Effect of Omega-3 Polyunsaturated Fatty Acid Supplements on the Human Intestinal Microbiota," *Gut* 67, no. 11 (Nov. 2018): 1974–83, doi: 10.1136
/gutjnl-2017-314968.
35. Ruth E. Patterson et al., "Intermittent Fasting and Human Metabolic Health," *Journal of the American Academy of Nutrition and Dietetics* 115, no. 8 (Apr. 2015): 1203–12, doi: 10.1016/j.jand.2015.02.018, PubMed PMID: 25857868.
36. Francesco Sofi, "Fasting-Mimicking Diet: A Clarion Call for Human Nutrition Research or an Additional Swan Song for a Commercial Diet?" *International Journal of Food Sciences and Nutrition* 71, no. 8 (Dec. 2020): 921–28, doi: 10.1080/09637486.2020.1746959.
37. Leanne Harris et al., "Intermittent Fasting Interventions for Treatment of Overweight and Obesity in Adults: A Systematic Review and Meta-Analysis," *JBI Database of Systematic Reviews and Implementation Reports* 16, no. 2 (Feb.

2018): 507–47.
38. Vanessa Leone et al., "Effects of Diurnal Variation of Gut Microbes and High-Fat Feeding on Host Circadian Clock Function and Metabolism," *Cell Host & Microbe* 17, no. 5 (Apr. 2015): 681–89, doi: 10.1016/j.chom.2015.03.006, PubMed PMID: 25891358.
39. Amandine Chaix et al., "Time-Restricted Eating to Prevent and Manage Chronic Metabolic Diseases," *Annual Review of Nutrition* 39, no. 1 (Aug. 2019): 291–315, doi: 10.1146/annurev-nutr-082018-124320.
40. Amandine Chaix and Amir Zarrinpar, "The Effects of Time-Restricted Feeding on Lipid Metabolism and Adiposity," *Adipocyte* 4, no. 4 (May 2015): 319–24, doi: 10.1080/21623945.2015.1025184, PubMed PMID: 26451290.
41. Dylan A. Lowe et al., "Effects of Time-Restricted Eating on Weight Loss and Other Metabolic Parameters in Women and Men with Overweight and Obesity: The TREAT Randomized Clinical Trial," *JAMA Internal Medicine* 180, no. 11 (Sept. 28, 2020): 1491–99, doi: 10.1001/jamainternmed.2020.4153.

第 8 章　土壤是腸道健康的關鍵

1. Peter Bakker et al., "The Rhizosphere Revisited: Root Microbiomics," *Frontiers in Plant Science* 4 (May 30, 2013): 165; Roeland L. Berendsen, Corné Pieterse, and Peter Bakker, "The Rhizosphere Microbiome and Plant Health," *Trends in Plant Science* 17, no. 8 (May 2012): 478–86, doi: https://doi.org/10.1016/j.tplants.2012.04.001; and Stéphane Hacquard et al., "Microbiota and Host Nutrition across Plant and Animal Kingdoms," *Cell Host & Microbe* 17, no. 5 (May 2015): 603–16, doi: https://doi.org/10.1016/j.chom.2015.04.009.
2. Shamayim T. Ramírez-Puebla et al., "Gut and Root Microbiota Commonalities," *Applied and Environmental Microbiology* 79, no. 1 (Jan. 2013): 2–9, doi: 10.1128/AEM.02553-12.
3. Noah Fierer et al., "Reconstructing the Microbial Diversity and Function of Pre-Agricultural Tallgrass Prairie Soils in the United States," *Science* 342, no. 6158 (Nov. 1, 2013): 621–24, doi: 10.1126/science.1243768.
4. Landscope America, "Tallgrass Prairie Ecosystem," http://www.landscope.org/explore/ecosystems/disappearing_landscapes/tallgrass_prairie.
5. David R. Montgomery and Anne Biklé, *The Hidden Half of Nature: The Microbial Roots of Life and Health*, 1st ed. (New York: Norton, 2015).
6. Kishan Mahmud et al., "Current Progress in Nitrogen Fixing Plants and Microbiome Research," *Plants* 9, no. 1 (Jan. 2020): 97, https://doi.org/10.3390

/plants9010097.
7. Alyson E. Mitchell et al., "Ten-Year Comparison of the Influence of Organic and Conventional Crop-Management Practices on the Content of Flavonoids in Tomatoes," *Journal of Agricultural and Food Chemistry* 55, no. 15 (July 2007): 6154–59, doi: 10.1021/jf070344+.
8. Richard Jacoby et al., "The Role of Soil Microorganisms in Plant Mineral Nutrition: Current Knowledge and Future Directions," *Frontiers in Plant Science* 8 (Sept. 19, 2017): 1617.
9. Jeyasankar Alagarmalai, "Phytochemicals: As Alternate to Chemical Pesticides for Insects Pest Management," *Current Trends Biomedical Engineering & Biosciences* 4, no. 1 (May 2017): 3–4, doi: 10.19080/CTBEB.2017.04.555627.
10. Marc-André Selosse, Alain Bessis, and María J. Pozo, "Microbial Priming of Plant and Animal Immunity: Symbionts as Developmental Signals," *Trends in Microbiology* 22, no. 11 (Nov. 2014): 607–13, doi: https://doi.org/10.1016/j.tim.2014.07.003.
11. Jing Gao et al., "Impact of the Gut Microbiota on Intestinal Immunity Mediated by Tryptophan Metabolism," *Frontiers in Cellular and Infection Microbiology* 8 (2018): 13; and Jessica M. Yano et al., "Indigenous Bacteria from the Gut Microbiota Regulate Host Serotonin Biosynthesis," *Cell* 161, no. 2 (Apr. 9, 2015): P264–P276, doi: 10.1016/j.cell.2015.02.047.
12. Vadim Osadchiy et al., "Correlation of Tryptophan Metabolites with Connectivity of Extended Central Reward Network in Healthy Subjects, *PloS One* 13, no. 8 (Aug. 6, 2018): e0201772-e, doi: 10.1371/journal.pone.0201772, PubMed PMID: 30080865.
13. Wikipedia, "Justus von Liebig," https://en.wikipedia.org/wiki/Justus_von_Liebig; and Margaret W. Rossiter, *The Emergence of Agricultural Science: Justus Liebig and the Americans, 1840–1880* (New Haven, CT: Yale University Press, 1975).
14. Wikipedia, "Green Revolution," https://en.wikipedia.org/wiki/Green_Revolution; and Hari Krishan Jain, *The Green Revolution: History, Impact and Future* (Houston, Studium Press, 2010).
15. David R. Montgomery and Anne Biklé, *The Hidden Half of Nature: The Microbial Roots of Life and Health*, 1st ed. (New York: Norton, 2015).
16. Anne Biklé and David R. Montgomery, "Junk Food Is Bad for Plants, Too," Nautilus, Mar. 31, 2016, http://nautil.us/issue/34/adaptation/junk-food-is-bad-for-plants-too.
17. Ibid.

18. US Environmental Protection Agency, "Organic Farming," https://www.epa.gov/agriculture/organic-farming.
19. Miles McEvoy, "Organic 101: What the USDA Organic Label Means," US Department of Agriculture, https://www.usda.gov/media/blog/2012/03/22/organic-101-what-usda-organic-label-means.
20. Rodale Institute, "Regenerative Organic Agriculture and Climate Change: A Down-to-Earth Solution to Global Warming," 2014, https://rodaleinstitute.org/wp-content/uploads/rodale-white-paper.pdf.
21. Ibid.

第 9 章　「健康一體」的概念

1. Bin Ma et al., "Earth Microbial Co-occurrence Network Reveals Interconnection Pattern across Microbiomes," *Microbiome* 8, 82 (2020), doi: 10.1186/s40168-020-00857-2.
2. Earth Microbiome Project, https://earthmicrobiome.org.
3. World Economic Forum, "Save the Axolotl: Dangers of Accelerated Biodiversity Loss," https://reports.weforum.org/global-risks-report-2020/save-the-axolotl; and Eric Chivian and Aaron Bernstein, eds., *Sustaining Life: How Human Health Depends on Biodiversity* (New York: Oxford University Press, 2008).
4. Delphine Destoumieux-Garzón et al., "The One-Health Concept: Ten Years Old and a Long Road Ahead," *Frontiers in Veterinary Science* 5 (Feb. 2018): 14.
5. Ibid.
6. Walter Willett et al., "Food in the Anthropocene: The EAT–Lancet Commission on Healthy Diets from Sustainable Food Systems," *Lancet* 393, no. 10170 (Feb. 2, 2019): 447–92, doi: 10.1016/S0140-6736(18)31788-4.
7. Frank B. Hu, Brett O. Otis, Gina McCarthy, "Can Plant-Based Meat Alternatives Be Part of a Healthy and Sustainable Diet?," *JAMA*, 2019; 322(16):1547–1548.
8. Anahad O'Connor, "Fake Meat vs. Real Meat," *New York Times*, December 3, 2019, nytimes.com/2019/12/03/well/eat/fake-meat-vs-real-meat.html?smid=em-share
9. Yvon Chouinard, "Why Food?" Patagonia Provisions, Apr. 23, 2020, https://www.patagoniaprovisions.com/pages/why-food-essay.
10. Ibid.
11. Yvon Chouinard, *Let My People Go Surfing: The Education of a Reluctant Businessman* (New York: Penguin Books, 2006).

12. Patagonia Provisions, "B Lab," B Corp statement, https://www.patagonia.com/b-lab.html.
13. Certified B Corporation, https://bcorporation.net.
14. Danone, "B Corp," https://www.danone.com/about-danone/sustainable-value-creation/BCorpAmbition.html.
15. Ann Abel, "Local, Sustainable, and Delicious: Here's How the Coronavirus Helped One Michelin Chef Share His Food Philosophy," *Forbes*, June 16, 2020, https://www.forbes.com/sites/annabel/2020/06/16/local-sustainable-and-delicious-heres-how-the-coronavirus-helped-one-michelin-chef-share-his-food-philosophy.

國家圖書館出版品預行編目 (CIP) 資料

腸道・腸道菌與人體免疫：餵飽你的腸道菌，就能提高免疫力改善身心健康 / 艾莫隆．邁爾 (Emeran Mayer) 著；周倩如譯．-- 初版．-- 臺北市：如果出版：大雁出版基地發行，2022.08

面； 公分

譯自：The gut-immune connection: understanding the connection between food and immunity can help us regain our health

ISBN 978-626-7045-45-9(平裝)

1.CST: 腸道微生物 2.CST: 胃腸疾病 3.CST: 健康法

415.55 111012259

腸道・腸道菌與人體免疫：餵飽你的腸道菌，就能提高免疫力改善身心健康

The Gut-Immune Connection: How Understanding the Connection Between Food and Immunity Can Help Us Regain Our Health

作　　者——艾莫隆・邁爾（Emeran Mayer, MD）
譯　　者——周倩如
責任編輯——張海靜、劉素芬
封面設計——萬勝安
行銷業務——王綬晨、邱紹溢、劉文雅
行銷企劃——黃羿潔
副總編輯——張海靜
總 編 輯——王思迅
發 行 人——蘇拾平
出　　版——如果出版
發　　行——大雁出版基地
地　　址——231030 新北市新店區北新路三段 207-3 號 5 樓
電　　話——（02）8913-1005
傳　　真——（02）8913-1056
讀者傳真服務——（02）8913-1056
讀者服務信箱——andbooks@andbooks.com.tw
劃撥帳號——19983379
戶　　名——大雁文化事業股份有限公司
出版日期——2022 年 9 月初版
定　　價——420 元
I S B N——978-626-7045-45-9

歡迎光臨大雁出版基地官網
www.andbooks.com.tw
訂閱電子報並填寫回函卡

如果